U0294952

华西口腔医院医疗诊疗与操作常规系列丛书

口腔修复科诊疗与操作常规

主　　编　于海洋

副主编　王　剑　高姗姗

编　　者（以姓氏笔画为序）

于海洋　万乾炳　王　剑　王　航　王　敏　王　琪

王华蓉　甘雪琦　朱智敏　刘洋　杜文　杜莉

李　勇　李　磊　李丹雪　李俊颖　李晓菁　杨家农

沈颉飞　张　靓　陈文川　陈晨峰　林映荷　罗　天

罗　云　宗　弋　屈依丽　孟玉坤　郝　亮　高　宁

高姗姗　梁　星　裴锡波

主编助理　李　磊

人民卫生出版社

图书在版编目（CIP）数据

口腔修复科诊疗与操作常规 / 于海洋主编 . —北京：
人民卫生出版社，2018
（华西口腔医院医疗诊疗与操作常规系列丛书）
ISBN 978-7-117-27642-9

Ⅰ.①口… Ⅱ.①于… Ⅲ.①口腔外科手术－技术操
作规程 Ⅳ.①R782.05-65

中国版本图书馆 CIP 数据核字（2018）第 240034 号

人卫智网	www.ipmph.com	医学教育、学术、考试、健康，购书智慧智能综合服务平台
人卫官网	www.pmph.com	人卫官方资讯发布平台

口腔修复科诊疗与操作常规

主　　编：于海洋
出版发行：人民卫生出版社（中继线 010-59780011）
地　　址：北京市朝阳区潘家园南里 19 号
邮　　编：100021
E - mail：pmph @ pmph.com
购书热线：010-59787592　010-59787584　010-65264830
印　　刷：廊坊一二〇六印刷厂
经　　销：新华书店
开　　本：710×1000　1/16　　印张：10
字　　数：169 千字
版　　次：2018 年 11 月第 1 版　2020 年 11 月第 1 版第 3 次印刷
标准书号：ISBN 978-7-117-27642-9
定　　价：40.00 元

总序

四川大学华西口腔医院始建于1907年,是中国第一个口腔专科医院。作为中国现代口腔医学的发源地,华西口腔为中国口腔医学的发展作出了杰出贡献,培养了一大批口腔医学大师巨匠、精英栋梁和实用人才。

百余年来,四川大学华西口腔医院坚持医疗立院、人才兴院、学术强院的发展思路,在临床诊疗、人才培养、科学研究、文化传承中不断创新发展,形成了华西特色的口腔临床诊疗规范和人才培养模式,具有科学性、指导性,易于基层推广。在多年的医疗工作、临床教学、对外交流、对口支援、精准帮扶工作中,深深地感到各层次的口腔医疗机构、口腔医务工作者、口腔医学生、口腔医学研究生、口腔规培医师,以及口腔医疗管理人员等迫切需要规范性和指导性的临床诊疗书籍。为此,四川大学华西口腔医院组成专家团队,集全院之力,精心准备,认真撰写,完成了这套诊疗与操作常规系列丛书。

《华西口腔医院医疗诊疗与操作常规》系列丛书共分17册,包括口腔医学所有临床学科专业。本系列丛书特点:①理论结合实际,既包括基础知识,又有现代高新技术;内容编排更贴近临床应用,深入浅出的理论分析,清晰的工作流程,明确的操作步骤;②体系完整,各分册既独立成书,又交叉协同,对临床上开展多学科会诊、多专业联动也有较强的指导性;③内容周详,重点突出,文笔流畅,既能作为教材系统学习,又能作为工具书查阅,还能作为临床管理工具运用,具有非常强的可阅读性和可操作性。

衷心感谢主编团队以及参与本系列丛书撰写的所有同仁们！感谢人民卫生出版社在出版方面给予的大力支持！感谢所有的读者！

谨以此书献给四川大学华西口腔医院 111 周年华诞！

《华西口腔医院医疗诊疗与操作常规》总主编

2018 年 9 月于华西坝

序一

新千年以来,随着国家经济水平的提高,国人对以恢复美观和功能为基础的口腔修复越来越重视,有越来越多的患者通过修复牙齿提高了生活质量。

华西口腔百年的历史也是口腔修复学的百年发展史,材料学的进步带动着修复方法和形式的不断更新。特别是种植和粘接技术在修复学中的广泛应用大大促进了口腔修复学的发展。

全瓷材料的不断改进以及粘接技术的完善颠覆了很多传统修复学的理念,治疗理念上向微创修复发展。另外计算机技术方便和简化了治疗流程,数字化技术在方案设计,医患沟通以及修复体制作和印模制取等各个阶段得以运用。

新技术和新产品层出不穷,也对临床医师提出了更高的要求,本书对目前修复学的主流治疗方案进行了规范,凝聚四川大学华西口腔医院修复科老中青三代老师的学术沉淀和临床认识,相信能够对国内口腔医师的临床诊疗有帮助。

巢永烈

2017 年 8 月

序二

　　口腔修复学是一门集理论、实践、操作于一体，汇集许多现代相关科学技术的学科。新理论、新材料、新方法、新技术、新设备促进了口腔修复学的发展；多学科间的相互交叉、渗透、融合，促进了口腔修复临床技术的发展。口腔修复的临床工作，要求医师既要掌握本专业及相关学科的理论知识，也要熟练掌握各种规范的修复技术，更要具备严谨的临床思维，制订合理的修复治疗方案，才能为患者提供高质量的修复治疗。

　　目前，国内已有不少口腔修复学著作出版，根据不同需要，从不同角度，丰富和完善了口腔修复学的基础理论和临床技术。面对口腔修复学科突飞猛进的发展，在各种临床新技术不断涌现的今天，让口腔修复科医师在正确的临床思维指引下，更好地规范运用口腔修复的各种治疗方法和技术，是十分重要的。本书从临床实际应用出发，从口腔修复科常见病入手，以规范临床治疗过程为目的，以简洁明确的风格，全面阐述了各种口腔修复科疾病的诊断、治疗思路、规范的临床操作过程。本书既可作为口腔修复科临床医师的工作指导用书，也可作为口腔医学生的参考书和补充教材。在华西口腔百年华诞之际，在于海洋教授的主持下，《口腔修复科诊疗与操作常规》由四川大学华西口腔医学院工作在口腔修复第一线的中青年骨干教师和医师共同完成，是全体华西口腔修复医护人员为母校献上的生日礼物。本书得到了四川大学华西口腔医学院的指导和帮助，得到了口腔修复学系的全力支持，谨此致以诚挚的谢意。

　　由于某些客观条件或编者水平所限，加之时间也有些仓促，书中难免会有一些疏漏或错误，在此恳请各位读者、专家、同道提出宝贵意见。

朱智敏

2017 年 8 月

序三

口腔修复学作为历史最久的口腔分支学科，过去一百多年的发展引人瞩目，派生出许多分支学科，如经典的活动修复学（可摘局部义齿学、全口义齿学）、固定修复学、修复工艺学、殆学，也有目前最热门的口腔正畸学、口腔种植学，由此可见口腔修复学从诞生起就是口腔医学最活跃的分支、最资深的口腔交叉学科，并对现代口腔医学的发展做出了巨大贡献。

100年前林则先生来到华西坝，在远东创立了现代口腔医学的示范窗口，培养了一批又一批现代口腔医学的传播者和实践者，现代口腔医学教育及临床实践也从洋先生的言传身教传播到祖国各地，口腔医学成为了一个独立的学科，至今一级学科；也出现了牙医、口腔科大夫等令人尊敬的职业。

华西口腔历经百年的传承，重视教育与临床实践，临床技术一流，形成了独特的华西临床技术特色，概括起来8个字：微创、序列、长久、前沿。"微创"甚至无创是医德的外现，在相同等量的疗效下，尽量用微创的方案解决，如显微修复、直接修复、活动修复等；"序列"体现的是组合拳、跨学科集体智慧解决患者的疑难病和困难修复病例，如美学修复、颌面赝附体、食物嵌塞的序列治疗等；"长久"体现的是临床高度"长期、稳定、有效"的法则，这也是临床治疗的高度，如本书所记载的决策树、技术等均是基于长期临床循证的结论；"前沿"是资深交叉学科——口腔修复学的特征，最新的材料学、工艺学、临床医学等的进展一定会体现在口腔修复学的医教研中，表达的是学科高度，如20世纪80年代口腔修复学科的精美铸造技术、国产牙种植体及修复技术的研发推广；20世纪90年代口腔修复学科引进亚洲第一台泽康CAD/CAM系统；近10年来的TRS、定深孔显微牙体预备技术等。

本书由在职的中青年老师编写而成；由杜传诗教授、赵云凤教授审阅，巢永烈教授及朱智敏教授主审后产生，凝聚了华西百年来修复临床技术规范的大成,具有重要的临床学习价值。

由于编者能力和时间有限,疏漏难免,敬请斧正!

我代表所有编者,仅以此书祝福母校百年华诞!

于海洋

2017 年 9 月

目录

第一章

牙体缺损修复

第一节 牙体缺损修复的诊疗常规

【概述】

牙体缺损（tooth defect）是指牙体硬组织不同程度地被破坏、缺损或发育畸形，造成牙体形态、咬合和邻接关系的异常，影响牙髓、牙周组织的健康，对咀嚼功能、发音和美观等可产生不同程度的影响。

【常规检查和诊断】

1. 口腔一般情况　包括牙列的完整性，牙体缺损的类型与范围，口腔卫生情况，有无修复体存在，修复体质量如何，舌、口底、前庭沟、颊、唇、系带、软硬腭等有无异常。

2. 牙体牙髓检查　牙体有无缺损以及缺损的类型和范围，是否有龋坏，牙髓状态如何，是否有自发疼痛或叩痛，是否完成根管治疗以及根管治疗的质量。

3. 牙周检查　牙周检查能提供菌斑及牙周健康状况或破坏的程度。牙周检查的项目包括观察龈组织的颜色、质地、大小和形态，然后轻轻挤压龈袋，检查是否有渗出物或脓溢出，再用牙周探针测量牙周袋深度。通常情况下需对每颗牙测量和记录6个部位的牙周袋深度，同时检查有无牙龈增生或萎缩现象、根分叉受累的情况以及牙的松动度。

4. 咬合关系检查　上下颌牙列是否有广泛均匀的接触关系；上下颌牙列中线是否一致；上下第一磨牙是否是中性关系；前牙覆𬌗、覆盖是否在正常范围之内；左右侧平面是否匀称；牙尖交错位、前伸和侧方咬合运动时，有无牙尖干扰。

5. 影像学检查　常规X线片能确定牙根及牙周支持组织的健康情况，了解牙根的数目、形态及长度,有无根折,根管充填的情况。另外,X 线片可以检查出牙邻面、牙颈部、牙根部等较为隐蔽部位的龋坏。

【常用修复体】

牙体缺损常用修复体见表 1-1-1。

表 1-1-1　牙体缺损常用修复体种类

全冠	覆盖全部牙冠表面的修复体
(1) 金属全冠	以金属材料制作的全冠修复体
(2) 树脂全冠	以各种树脂材料制作的全冠修复体
(3) 全瓷冠	以各种陶瓷材料制作的全冠修复体
(4) 烤瓷熔附金属全冠	又称金属 - 烤瓷全冠,真空高温条件下在金属基底上制作的金瓷复合结构的全冠
(5) 树脂 - 金属混合全冠	在金属基底上覆盖树脂牙面的混合全冠
嵌体	为嵌入牙冠内的修复体。其中部分嵌入牙冠内、部分高于牙面的修复体称为高嵌体
贴面	以树脂或瓷制作的覆盖牙冠唇颊侧的修复体
桩核冠	在残冠或残根上先形成金属桩核或树脂核,然后再制作全冠修复体的总称

【修复方案决策】

在系统和局部检查以及诊断的基础上,为患者制订合适的治疗方案。确定治疗计划时应充分了解患者就诊的目的和要求,在口腔修复牙体缺损的临床诊疗中,常见的主诉主要包括两大类,即以美观修复为主诉和以恢复缺损为主诉。临床诊疗中应根据患者的主诉和牙体缺损情况,为患者制订合理的修复方案。

(王 剑　李 磊)

第二节　牙体缺损修复的操作常规

一、全瓷冠

【概述】

全瓷冠指瓷粉在高温真空条件下烧结或预成瓷块由计算机切削制成的无

金属基底的全冠修复体。根据材料的不同可以分为:渗透陶瓷、高纯铝瓷、热压铸陶瓷、氧化锆陶瓷等。

【适应证】

1. 前牙切角、切缘缺损,不宜用充填治疗或不宜选用金属 - 烤瓷冠修复者。

2. 死髓牙、氟牙症、四环素牙等变色牙,患者对美观要求较高者。

3. 牙冠缺损需要修复而对金属过敏者。

4. 牙缺损要求修复,同时不希望口内有金属材料存在者。

【禁忌证】

1. 乳牙及年轻恒牙髓角高易露髓者。

2. 牙颈部严重缩窄,不能预备出肩台者。

3. 临床牙冠过短,无法获得足够的固位形和抗力形者。

4. 对刃𬌗未矫治或夜磨牙症者。

5. 牙周疾患需用全冠进行夹板固定者。

6. 心理、生理、精神因素不能接受或不愿磨牙者。

【器材选择】

(一)器械选择

1. 高速涡轮手机 高速涡轮手机的转速可达 300 000r/min,高速切削可能引起牙体组织的损伤,需要采用水 - 气冷却系统来减低伤害。

2. 车针 牙体预备时常用的车针主要包括金刚砂车针和钨钢车针。

(1)金刚砂车针:全瓷修复体牙体预备常用的金刚砂车针按形状主要包括:圆头锥形金刚砂车针、平头锥形金刚砂车针、短针形金刚砂车针、长针形金刚砂车针、鱼雷形金刚砂车针、火焰形金刚砂车针、杵形金刚砂车针、定位车针等。按砂的粗细分为粗磨金刚砂车针、细磨金刚砂车针及抛光金刚砂车针等。

(2)钨钢车针:可分为有刻度钨钢车针和无刻度钨钢车针;高刃数无齿钨钢车针和低刃数有齿钨钢车针;以及火焰形钨钢车针、鱼雷形钨钢车针等以形状命名的各种形状的钨钢车针。钨钢车针需要手机的转速低,同时也有更长的使用寿命,是未来重要的发展方向。刻度、高刃数无齿车针适用于全瓷修复精细显微牙体预备,可制作出更为精准、边缘更密合的全瓷修复体。

3. 手用器械及其他 釉质手凿、抛光纸碟、抛光橡皮磨头等。

(二)材料选择

1. 渗透陶瓷 适用于前牙全瓷冠修复,由于其在强度方面的不足及制作工艺的复杂性,目前临床已应用较少。

2. 高纯铝瓷 一般是指氧化铝含量大于95%的铝瓷,由于透光性的原因,高纯铝瓷仍只能用于制作核瓷底层,通过表面堆塑饰瓷完成修复,因此目前临床应用并不广泛。

3. 热压铸陶瓷 目前主流的全瓷冠修复材料,具备良好的半透明性及美学效果,所以特别适用于前牙美学修复,是目前临床中应用最为广泛的全瓷材料之一。但铸瓷的强度稍低,不适合制作后牙全冠和大跨度固定桥。

4. 氧化锆陶瓷 是目前强度和韧性最高的全瓷材料,广泛应用于前后牙全冠、前后牙固定桥修复。

【操作步骤】

(一)比色

1. 确定选色环境 选择日光自然光环境,或模拟日光光照。比色环境颜色尽量以中性灰色基调为主。女性患者要求拭去口红,遮盖颜色鲜艳的上衣等。

2. 选择比色系统 尽量选择与修复体材料同一厂家的比色系统,并根据比色范围及目的进行精细选择。

3. 布局摆位 比色操作者站于患者与光源之间,视线与患者口腔持平。湿润比色板表面,模拟牙齿表面湿润状态。使用所选比色系统进行体部比色。比色顺序应遵循比色系统说明书的具体要求,一般依次为亮度、彩度(饱和度)和色调(色相)。

4. 比色信息记录 记录比色信息,必要时使用数码相机辅助进行比色照片的采集。

(二)牙体预备

1. 铸瓷修复前牙的牙体预备(表1-2-1)

表1-2-1 铸瓷前牙预备标准

唇面	唇面预备分切2/3和颈1/3两部分。首先使用中等粒度的平头锥形金刚砂车针在唇切2/3制备3条深度为1.0~1.5mm纵形定深沟,磨除定深沟深度以内的牙体组织并向近远中扩展至轴面转折处;然后在唇面的龈向1/3段以同样的方法制备3条深度为1.0~1.5mm定深沟并磨除相应牙体组织,车针方向与牙体长轴一致
切端预备	以高速轮形车针或柱状粗砂金刚砂车针在切缘上制备3条深度为1.5~2.0mm的唇舌向定深沟,使用平头金刚砂车针依次向近远中扩展,磨除切端的残留牙体组织,完成切端的预备。最终的切端呈约45°唇舌向倾斜的斜面

邻面预备	用平头锥形金刚砂车针紧贴牙冠轴面角向邻面磨切,将颈缘至切缘的倒凹磨除,邻面磨除量≥1mm,颈部边缘与唇面颈部边缘连续,位于龈上或平龈,宽度约为0.8~1.0mm
舌面预备	用平头锥形金刚砂车针磨除舌隆突至龈缘肩台以上的牙体组织,预备量约为1.0mm,然后用火焰状金刚砂车针预备舌面。若为上颌前牙,在舌切2/3以上磨出1.2~1.5mm的间隙;若为下颌前牙,预备出0.5~1.0mm均匀空间即可。预备完后检查患者牙尖交错位及前伸殆时是否有足够的修复空间
肩台预备	用135°凸面车针或具有圆钝尖端的圆锥形车针沿牙体颈部磨切,在龈下0.5mm左右处预备出宽约0.8~1.0mm的圆凹形或内切角圆钝的直角肩台,轴面角与唇面、邻面相连续,保持厚度均匀,光滑连续
精修完成	将各轴面与邻接的轴面预备为移行连接。用抛光针打磨各轴面,去除尖锐的点线角。嘱患者做牙尖交错位及前伸咬合运动,观察切端、唇舌修复空间是否足够。并用硅橡胶导板检查各个面的预备量是否达到要求

2. 氧化锆全瓷的牙体预备 氧化锆全瓷修复患牙的牙体预备方法与上述步骤基本一致。由于氧化锆全瓷材料强度很高,因此其区别主要在于备牙量的不同(表1-2-2)。

表1-2-2 氧化锆全瓷冠预备标准

	烧结饰瓷的氧化锆全冠的牙体预备	不烧结饰瓷的氧化锆全冠的牙体预备
殆面	1.2~1.5mm	0.8~1.0mm
切端	1.2~1.4mm	1.0~1.2mm
轴面	1.0~1.2mm	0.5~0.8mm
肩台	0.6~0.8mm	0.4~0.5mm

(三)排龈

排龈分为单线排龈和双线排龈,前者主要适用于附着龈较薄,龈沟较浅者,而后者适用于龈沟较深、存在牙周炎的患者。下面以双线排龈为例,简要介绍排龈和取模的步骤。

1. 选择排龈线 根据患者附着龈的厚薄及紧张度选择第一根排龈线的型号(1,0,00,000)。

2. 放置第一根排龈线 首先将排龈线围绕基牙成环形,向牙根方向轻轻用力置入龈沟。从近中(或远中)开始压入,然后依次颊侧、远中(或近中)、舌侧、回到起始处,完成360°排龈,把排龈线对齐剪短,不要重叠。排龈器头相对于牙面成 45° 角,以旋转的手法压龈线。

3. 放置第二根排龈线 以同样的方法进行第二根排龈线排龈,但应从第一次排龈的对侧开始,仅将排龈线的一半压入龈沟,360° 排龈回到起点,可以预留少许,便于取出。

（四）印模制取

目前主流的传统终印模材料为人工合成硅橡胶材料,根据取模次数可分为一次印模法与二次印模法。下面以临床常用的一次印模法进行相关临床操作步骤介绍。

1. 托盘选择 托盘应保证其形态、大小与患者口腔颌弓一致,保证托盘覆盖全颌牙弓的同时,边缘应远离牙面 4~5mm。

2. 调整体位 患者取坐立位,牙椅椅背与地面接近 90°。操作者站立位,肘部与患者头部平齐。当取上颌印模时,操作者站立于患者右后方;取下颌印模时,操作者站立于患者右前方。

3. 印模就位 湿润状态下去除上层排龈线后迅速将硅橡胶轻体材料覆盖预备体及邻近软硬组织,同时将硅橡胶重体材料沿牙弓形态放置于托盘内,并在牙列部分注射一些轻体材料。之后托盘旋转口内就位,确定就位后操作者以示指和中指在双侧前磨牙区建立支点以固定托盘。

4. 完成印模 确认硅橡胶印模材料完全凝固后,托盘沿牙齿长轴取出,此时应向上或向下撬动以使空气进入印模材料与口腔软硬组织之间。取出后对照口内情况,按照印模标准进行印模检查。

（五）制作临时修复体

1. 口内直接法 使用自凝暂冠材料和硅橡胶导板在患者口内进行直接制作。

2. 口外间接法 使用丙烯酸树脂材料在患者口外模型上进行临时修复体的制作。

（六）试戴和粘接

1. 问诊与检查 首先询问患者上次治疗后患牙有无任何不适或疼痛。然后去除临时修复体,清除临时粘接剂,检查患牙的叩痛、松动度和牙龈健康状况。

2. 就位 试戴全瓷冠,首先看全瓷冠是否能完全就位,用红色咬合纸印记邻面触点和底冠,调磨邻面阻挡就位的红色印记部分,直至全冠完全就位。用探针检查全冠边缘是否与肩台边缘密合。

3. 就位后的检查与调改

(1) 邻接:全瓷冠的邻接不能太紧或太松。用牙线检查两侧的邻接,若过松应检查是否完全就位,若已就位则须加瓷;若太紧用红色咬合纸标记阻挡点并调磨,直至松紧合适。

(2) 咬合调改:首先在牙尖交错位状态下分别用蓝色和红色咬合纸检查咬合高点,并调磨直至牙尖交错位没有早接触点。然后用上述方法分别嘱患牙做前伸运动或侧方运动,并调磨侧殆和前伸殆的早接触点。

4. 抛光 在粘固前应将试戴过程中调磨过的部位用抛光轮进行高度抛光。特别是氧化锆修复体,由于其高强度的特点,若抛光不足,容易造成对颌牙的严重磨耗。

5. 粘接

(1) 玻璃离子水门汀:适用于金属冠、烤瓷冠、氧化锆全瓷冠的粘接。粘接前用乙醇棉球对全瓷修复体和牙面进行消毒,然后调拌并放置粘接剂于全瓷冠内,戴入全冠,并使其完全就位。等待粘接剂稍硬固之后,用探针清除颊舌面多余粘接剂,然后用牙线清除邻面多余粘接剂,再次检查咬合,完成全瓷冠修复。

(2) 复合树脂类粘接剂:主要适用于贴面、嵌体和瓷全冠的粘接。用树脂粘接剂粘接时,在冠就位后先用光固化灯光照 2~3 秒,用探针和牙线清除多余粘接剂,然后再光固化 20 秒或等待粘接剂自行化学固化,完成全瓷冠修复。

【修复后可能出现的问题及处理】

(一)基牙疼痛

1. 过敏性疼痛

(1) 全瓷修复体在戴入和粘接过程中出现疼痛,一般在粘固剂凝固后消失。

(2) 全瓷修复粘固后近期内遇冷热刺激痛,可先将全瓷修复体做暂时性粘固,观察一段时间待症状消失后再行永久性粘固。若症状加重转为牙髓炎则需行牙髓治疗后再处理。

(3) 全瓷修复体使用一段时间后出现冷热刺激痛,若因粘固剂溶解可重新粘接;若因牙龈退缩引起牙本质过敏可使用脱敏剂脱敏治疗;其他原因需拆除修复体,治疗患牙后重新制作。

2. 咬合痛 根据检查情况可调殆,牙周治疗或拆除修复体做根管治疗,甚至拔除患牙重新设计修复。

3. 自发性疼痛 应根据疼痛特征,口腔检查并结合放射学检查,确定是否由牙髓炎、根尖周炎或牙周炎引起,然后对症处理。

（二）食物嵌塞

应针对原因进行处理。邻接不良、修复体外形不良需拆除重做。𬌗面形态不良、对颌牙有充填式牙尖等可做适当磨改。

（三）龈缘炎

局部用消炎镇痛药消除炎症,调𬌗等,若保守治疗症状不缓解,应拆除修复体重做。

（四）修复体松动、脱落

若因固位形差,应重新修改预备基牙,改善固位后重新制作;若因咬合创伤所致,应调𬌗,抛光后重新粘固;若因粘接原因,应去除残留粘接剂,正确严格处理粘固面,选择优质粘接剂重新粘接。

（五）修复体破裂、折断

前牙局部破裂可用氢氟酸酸蚀断面 1~2 分钟,冲洗吹干后在口内添加光固化复合树脂恢复外形。若大范围破损或折断应拆除重做。

二、烤瓷熔附金属全冠

【概述】

烤瓷熔附金属全冠（porcelain-fused-to-metal,PFM）,又称金属烤瓷全冠或金瓷冠,是一种由低温烤瓷真空条件下熔附到金属基底冠上的金 - 瓷复合结构的修复体。

【适应证】

1. 因氟牙症、变色牙、四环素染色牙、锥形牙、釉质发育不全等,不宜用其他方法修复的患牙。

2. 因龋坏或外伤造成牙体缺损较大而无法充填治疗者。

3. 根管治疗后经桩核修复的残根、残冠。

4. 前牙错位、扭转而不宜或不能行正畸治疗者。

5. 需要作烤瓷桥固位体的基牙。

6. 牙周病矫形治疗的固定夹板。

【禁忌证】

1. 乳牙及年轻恒牙髓角高易露髓者,或牙髓腔宽大或者严重错位且未经治疗者。

2. 无法取得固位形和抗力形的患牙。

3. 深覆𬌗、咬合紧,在没有矫治且无法预备出足够间隙的患牙。

4. 对烤瓷金属过敏者。

5. 夜磨牙患者或有其他不良咬合习惯者。

【器材选择】

（一）器械选择

同全瓷冠。

（二）材料选择

1. 贵金属烤瓷冠　贵金属合金包括含金量在 88% 以上的合金和含金量在 50% 左右的合金。生物相容性好,金瓷结合力强,但价格较高。

2. 半贵金属烤瓷冠　主要指钯银类合金烤瓷及钯合金烤瓷。其机械性能高,金瓷结合强度也较好,且价格适宜,在临床中应用广泛。

3. 普通合金烤瓷冠　主要包括镍铬合金烤瓷冠和钴铬合金烤瓷冠。价格便宜,金瓷结合力较差,耐腐蚀性较贵金属差,易产生边缘灰线及牙龈变色。

【操作步骤】

（一）设计

1. 瓷面覆盖形式　根据烤瓷底层冠表面瓷覆盖形式分为全瓷覆盖和部分瓷覆盖。全瓷覆盖适用于咬合关系正常的前后牙金瓷冠修复;部分瓷覆盖适用于咬合紧、𬌗力大的牙或作为固定桥的固位体。

2. 边缘形态设计

（1）肩台型:肩台与长轴呈直角或锐角,磨切牙体组织较多,但颈部瓷层较厚,故美观性较好。

（2）斜面肩台:在肩台的外缘形成 45°~60° 的 0.3mm 左右的小斜面,可以提高边缘适合性。

（3）斜面型:与牙长轴形成 135°~150° 的斜面,这种方法磨切牙体组织较多,但边缘密合性较好。

（4）浅凹型:浅凹形肩台与轴面呈斜坡移行过度,边缘适合性好,美观性较肩台型差。

（二）比色

同全瓷冠。

（三）牙体预备

烤瓷冠牙体预备量见表 1-2-3。

表 1-2-3   烤瓷冠牙体预备标准

	前牙	后牙
切端或殆面	1.5~2.0mm	2.0mm,金属殆面 0.5~1.0mm
邻面	1.0~1.2mm	1.0~1.2mm
轴面	1.2~1.5mm,金属舌面 0.5~0.8mm	1.2~1.5mm
肩台	宽度 0.8~1.0mm,龈下 0.3~0.5mm	0.8~1.0mm,平齐龈缘或龈上

（四）排龈、印模制取、临时修复体制作、试戴和粘接

同全瓷冠。

【修复后可能出现的问题及处理】

（一）崩瓷

1. 若少量瓷块崩脱且不影响咬合、触点,且无潜在裂纹,可调磨断面尖锐处后继续使用,并注意观察随访。

2. 如脱落瓷片完整,并无潜在裂纹,与瓷层折断处复位后能完全吻合,可将碎裂的瓷片重新粘接到固定修复体上。

3. 使用复合树脂修复崩裂的瓷质。

4. 若上述方法均不能达到良好效果或崩瓷范围较大,则需拆除重做。

（二）牙龈变色

一旦出现龈染色,处理较困难,应尽量采取预防措施防止其出现。

1. 牙体预备保证龈缘肩台有合理厚度和外形。

2. 保证金属基底外形和金属本体的制作质量。

3. 粘固前清除冠内面的氧化物。

4. 选用高质量粘接剂并确保粘接质量。

5. 彻底去除多余的粘固材料。

6. 及时应用控制龈缘炎的药物。

7. 有条件时,鼓励使用贵金属烤瓷合金或全瓷冠。

8. 采用全瓷颈缘,或用瓷层有效遮盖金属基底色等。

（三）其他修复后可能出现的问题及处理措施

见全瓷冠。

三、铸造金属全冠

【概述】

铸造金属全冠是由铸造工艺完成的覆盖整个牙冠表面的金属修复体。

【适应证】

1. 后牙牙体严重缺损,固位形、抗力形较差者。

2. 后牙存在咬合低、邻接不良、牙冠短小、错位牙改形、牙冠折断或半切除术后需要以修复体恢复正常解剖外形、咬合、邻接及排列关系者。

3. 后牙固定桥的固位体。

4. 可摘义齿基牙的缺损需要保护、改形者。

5. 龋坏率高或牙本质过敏严重伴牙体缺损,或银汞合金充填后与对颌牙、邻牙存在异种金属微电流刺激作用引起症状者。

6. 后牙隐裂,牙髓活力未见异常或者已经牙髓治疗无症状者。

7. 牙周固定夹板的固位体。

【禁忌证】

1. 对金属材料过敏者。

2. 牙体无足够固位形、抗力形者。

3. 要求不暴露金属的患者。

【器材选择】

1. 器械选择　同全瓷冠。

2. 材料选择　同烤瓷熔附金属全冠。

【操作步骤】

1. 牙体预备(表 1-2-4)

表 1-2-4　铸造金属全冠牙体预备标准

𬌗面	0.5~1.0mm
邻面	0.5~1.0mm
轴面	0.5~0.8mm
肩台	0.3~0.5mm

2. 排龈、取模、临时冠制作、试戴粘接　同全瓷冠。

【修复后可能出现的问题及处理】

同全瓷冠。

(王　剑　于海洋　万乾炳　李　磊　陈文川

李　勇　王华蓉　孟玉坤　陈晨峰　裴锡波

朱智敏　王　航　李俊颖　罗　天　杜　文)

四、桩核冠

【概述】

桩核冠是利用桩插入根管内帮助修复体获得足够固位力的修复方式。按照牙体缺损的严重程度,修复方法的选择顺序一般为:嵌体→高嵌体→部分冠→全冠→桩核冠。牙体缺损严重时才会使用桩核冠修复,是牙齿拔除前最后的治疗方法。

【适应证】

1. 临床牙冠大部分缺损,牙体组织无法固位冠修复体。

2. 临床牙冠完全缺损,断面达龈下,但根有足够长度,经冠延长术或牵引术后可暴露出断面以下最少 1.5mm 的根面高度,磨牙以不暴露根分叉为限。

患牙必须经过完善的根管治疗后才可开始行桩核冠修复。年轻恒牙并非桩核冠修复的绝对禁忌证,采用根尖诱导成形术来促使牙根继续发育和根尖形成后可行桩核冠修复。

【器材选择】

1. 桩

(1) 铸造桩和纤维桩:随着纤维桩机械性能的不断完善,由于其美观性好,且与牙体组织弹性模量接近,不易导致根折,目前在临床中作为首选。但对一些牙体缺损大,固位要求高的患牙,铸造桩仍有应用。

(2) 桩的大小:桩的直径在 1/4~1/3 根径范围内对根的抗折来说是安全的,然后再考虑所用桩材料的强度,使之满足功能要求。就桩的长度来说,根尖应保留 4mm 以上的根充材料,以确保根尖周组织的健康,保证桩的长度不短于临床冠的高度,保证桩在骨内的长度大于根在牙槽骨内总长度的 1/2。

(3) 与根面的关系:最终修复体的边缘应包被所有缺损与旧有修复体,并在其边缘下方 1.5mm 的健康牙本质上建立自己的边缘。冠边缘以上,核根面以下这一圈 ≥1.5mm 的牙本质称为牙本质肩领(ferrule),而无牙本质肩领设计的桩核冠修复体在使用过程中很容易导致患牙的牙根折裂。

2. 粘固剂 为了获得更好的粘固力,一般使用树脂粘接剂进行桩核的粘固,部分密合度高的铸造桩也可使用玻璃离子等传统粘固剂。

【操作步骤】

1. 牙体预备 做初始全冠预备,按全冠预备要求与方法进行牙体预备,边缘处可简单预备,待桩粘固后再精修。去净残冠上所有的旧有充填体及龋坏组织。去除薄弱的、无支持的牙体组织，将余留的根面修平整，初步确定最终边缘，确定后，牙本质肩领处厚度不小于 1mm，高度不小于 1.5mm。

2. 根管预备　按 X 线片量好长度，标记在扩孔钻上，再根据牙冠高度切除量适当降低工作长度。按根管方向，低速进钻并做提拉动作将切碎的牙胶带出，直至预定的工作长度。根据根的长度、外形、直径，用相应型号的裂钻或根管钻作为最终预备钻针，将根管预备至预定的工作长度。

3. 桩的制作和粘固

(1) 铸造桩：牙体、根管预备好后，隔湿，用乙醇棉捻将根管内清洁干净后吹干，便可以做熔模或取印模了。通常把直接在口内做桩核熔模的方法叫直接法，而取印模后再在模型上做熔模的方法叫间接法。去除根管内的暂封物，清洗干净。检查桩核组织面有无金属瘤及附着物。轻轻插入根管内，不能用力，逐步磨除标记出妨碍就位之处，要求桩核就位无阻力，拿下时有固位力，根面与核吻合。用水门汀粘固，可用螺旋充填器将水门汀导入根管最深处，而后插入桩核，水门汀顺利排溢出，且桩核就位与试戴时相同为宜。水门汀粘固后去除多余部分。清洁，完成牙体预备，进入最终修复体制作程序。

(2) 纤维桩：桩道预备完成后，清理桩道。按照不同树脂粘固剂的使用方法，粘接与桩道尺寸匹配的纤维桩，树脂成核。完成牙体预备，进入最终的修复程序。

【修复后可能出现的问题及处理】

1. 桩核脱落　如余留牙牙体组织无损坏，可清理后重新粘固。分析脱落的原因，做调𬌗等相应处理。

2. 根折　由应力导致的根折多需拔除患牙，行固定或种植修复。

3. 冠折　冠折多发生于纤维桩修复的病例，如余留牙体组织经评估仍可桩核冠修复。需将纤维桩从根管磨除，然后选用新的桩核粘固后修复。

（李　磊　李　勇）

五、嵌体

【概述】

嵌体(inlay)是一种嵌入牙体内部，用以恢复缺损牙体形态和功能的修复体。与直接充填不同，嵌体是在模型上制作完成后，粘接固定在牙体缺损区的间接修复体。

【适应证】

1. 能用充填体修复的牙体缺损一般均可采用嵌体修复。

2. 各种严重的牙体缺损涉及牙尖、切角、边缘嵴及𬌗面,需要咬合重建而不能使用一般材料充填修复者。

3. 因牙体缺损造成邻接不良及严重食物嵌塞,需恢复邻面接触点者。

4. 固定桥基牙已有龋洞或需放置栓体、栓道附着体,可采用嵌体作为固位体。

【禁忌证】

1. 牙体缺损范围过大、残留牙体组织抗力形差,固位不良者。

2. 临床牙冠过短,龋坏率高者,不宜使用嵌体修复。

3. 对美观或长期效果要求过高的患者或是心理素质不理想的患者。

4. 导热率高的金属嵌体不宜用于深龋患牙修复,使用金属嵌体修复时,应避免对颌牙存在异种金属。

5. 𬌗面缺损范围小且位置表浅,前牙牙体缺损未涉及切角,一般不建议使用嵌体修复。

6. 年轻恒牙和乳牙因髓角位置高,不宜行嵌体修复,以免损伤牙髓。

【器材选择】

1. 器械选择　所用高速手机、车针、比色板等器械同全瓷冠部分。

2. 材料选择

(1) 合金嵌体:可分为贵金属合金与非贵金属合金。贵金属合金包括金合金、金 - 银合金、银合金、银铝合金等。非贵金属合金包括不锈钢、钴铬合金、铸造铜基合金、钛合金等。其中金合金具有化学性能稳定、延展性能和机械性能优良等优点,是制作后牙嵌体比较理想的传统修复材料,但美观性欠佳。

(2) 树脂嵌体:用于嵌体修复的树脂较常规充填树脂有更高的强度和边缘适合性。树脂嵌体具有操作简便,容易修补,对颌牙磨耗小等优点,是一种良好的美学嵌体修复材料。

(3) 瓷嵌体:目前最常用的是热压铸瓷技术和 CAD/CAM 技术制作的瓷嵌体,材料主要包括玻璃陶瓷类和氧化锆类,玻璃陶瓷中的硅酸锂铸瓷因美观性佳,强度与耐磨性适中而成为最常用的一种嵌体修复材料。

【操作步骤】

(一) 设计

根据嵌体覆盖范围和制作材料的不同,可进行如表 1-2-5 所示的分类设计。嵌体覆盖范围主要取决于牙体缺损情况,在分析患牙缺损部位、大小和形状,以及存留牙体组织的咬合接触位置的基础上,按照牙体缺损的大致形态设计嵌体的窝洞形状。材料选择见前述。

表 1-2-5　嵌体的分类设计

覆盖范围	单面	双面	多面
	颊面嵌体、舌面嵌体、殆面嵌体、邻面嵌体	近中殆嵌体(MO 嵌体)、远中殆嵌体(OD 嵌体)、颊殆嵌体(BO 嵌体)、舌殆嵌体(LO 嵌体)	邻殆邻(MOD 嵌体)、颊殆远中(BOD 嵌体)、颊殆舌(BOL 嵌体)等
制作材料	金属	树脂	瓷

嵌体设计除了需符合牙体缺损修复的一般原则外,即正确恢复形态与功能,满足组织健康的要求;制备患牙时尽可能保存、保护牙体组织;活髓牙时尽可能保存、保护牙髓组织健康;注意固位形与抗力形的设计,还应注重边缘的设计。

(二)比色

同全瓷冠比色。

(三)牙体预备

1. 牙体预备基本要求

(1)牙体预备前:完善检查,明确牙体缺损及牙髓情况,然后去除腐质。

(2)洞形的预备:嵌体箱状洞形的所有轴壁应彼此平行,或微向殆面外展 2°~5°,无倒凹。

(3)洞缘的预备:对于金属嵌体而言,洞缘应有斜面,通常在洞缘,釉质内预备出 45° 斜面,斜面宽度约 0.5~1mm;对于陶瓷嵌体而言则不要求制备洞缘斜面。

(4)邻面的预备:邻面可作片切形。对患牙邻面缺损表浅、突度小,邻接不良的患牙,可作邻面片切形预备,以恢复缺损及邻接,改善其邻面突度。片切面的颊舌边缘应达到自洁区。根据需要可在片切面制备箱状洞形、邻沟或小肩台。

(5)辅助固位形:固位力不足时,可在基本的箱状洞形固位形之外根据需要增加辅助固位形,如殆面鸠尾固位形,邻面片切面,钉、沟固位形,或钉、沟固位形相结合。

2. 金属嵌体的预备方法

(1) 𬌗面嵌体的牙体预备

1) 去净腐质:用小球钻和裂钻去除龋坏物质,去除无基釉,如发现龋坏已穿髓应及时做相应治疗。

2) 固位形、抗力形的制备:为获得足够的固位,洞的深度一般应大于2mm。浅洞的洞底应预备成平面。深洞者应以去除龋坏组织,保护牙髓为主,可用垫底材料垫平洞底,也可根据损害深浅不同预备成不同深度的洞底平面。所有轴壁均应相互平行或向外展2°~5°,并与嵌体就位道一致。预备洞形时还应尽可能保护洞壁和𬌗面边缘,注意保持这些部位的抗力形。洞的外形应制成圆钝的曲线形,洞底的线、角用尖端圆钝的金刚砂车针打磨圆钝。

3) 预防性扩展:为防止继发龋,可将洞形扩大,包括邻近的沟、裂、点隙,使洞壁处于正常的牙体硬组织内。

4) 洞缘斜面:以柱状砂石或金刚砂车针预备成45°,宽约0.5~1.0mm的斜面。

5) 精修完成:用钨钢的精修车针精修,对外形轮廓及线角进行精修,确保各壁光滑、洞底点线角圆钝、洞缘处的外线角清晰,完成牙体预备。

(2) 邻𬌗嵌体的牙体预备

1) 𬌗面部分的预备:除应达到𬌗面嵌体的预备要求外,还应作鸠尾固位形,鸠尾峡部宽度一般不大于𬌗面的1/2。

2) 邻面部分的预备,邻𬌗嵌体的邻面预备可有两种形式:

① 箱(盒)状洞形:用于邻面有较大的缺损或邻面有较大突度的后牙。可先用裂钻在邻面接触点处与牙长轴平行方向预备出一条深达牙本质的沟,再向颊舌侧扩展至自洁区。然后预备出邻面洞形,其龈壁应平,宽度为1mm。邻面洞缘与邻牙应有间隙以利印模材料进入。髓壁与就位道一致,龈壁及髓壁相互垂直。各壁无倒凹,洞缘用细锥形金刚砂车针作短斜面。轴壁可适当外展2°~5°。

② 片磨洞形:用于邻面缺损范围大而浅,或邻面突度小,邻接不良的患牙。预备方法是先用球钻或裂钻去除龋坏组织,再以细长的金刚砂车针紧贴患牙片切磨制,防止损伤邻牙。颊舌侧扩展到自洁区,颈部沿龈缘线预备,注意保护牙龈。以片磨切面为中心,根据需要可制作箱状洞形、沟固位形等。双面嵌体的设计还可以把数种固位形加以变异利用,以增加固位效果。

(3) 后牙近中𬌗远中嵌体的牙体预备:三面嵌体用于后牙两个或两个以上

牙面损坏,或用于双面嵌体固位条件不够者。牙体预备的原则要求与双面嵌体基本相同,但更要注意:①防止出现倒凹;②各轴壁相互平行;③尽量保留牙体组织,注意洞形的抗力形。

3. 非金属嵌体的预备方法　树脂和陶瓷嵌体与金属嵌体的牙体预备有所不同。

(1) 𬌗面磨除应满足材料强度所需要的厚度(一般不小于 2mm),𬌗面边缘位置的设计应与正中接触点保持 1mm 的距离,以免出现粘接剂磨损或粘接面开裂。

(2) 各轴壁可外展至 15°~20° 以方便就位;轴壁倒凹可用玻璃离子或树脂填平;线角应更圆钝以减小应力。

(3) 修复体的边缘采用对接形式,不作洞缘斜面。

(4) 近髓处采用氢氧化钙垫底,避免使用酚类暂封材料,以免影响树脂类粘接效果。

(四) 排龈和取模

具体要求与方法同全瓷冠。

(五) 制作临时嵌体

1. 间接法　牙体预备后取模,灌注石膏模型,在模型上用暂时冠材料制作临时修复体,也可以口内扫描或模型扫描后采用 CAD/CAM 方法制作。口内就位调𬌗,取出打磨、抛光,然后用暂时粘固剂粘固。

2. 直接法　牙体预备前先用黏蜡等临时材料恢复牙体基本形态,然后用硅橡胶制作预备区的印模(取模时应在印模材料和患者相应口唇部位做上一定标记,以利下次托盘快速准确就位)。牙体预备完成后排龈、止血、吹干,然后在患牙对应硅橡胶印模处注射暂时冠材料(同时最好于牙体颈缘处先注射少量暂时冠材料),将盛有材料的印模复位于患牙区,在弹性过渡期从牙体上取下临时冠,去除多余的材料,修整边缘,调𬌗,抛光,试戴并临时粘固。

(六) 试戴和粘接

1. 试戴前准备　去除洞形内的暂封物并清洗干净,检查基牙是否有牙髓症状,检查嵌体组织面有无缺陷及附着物。

2. 嵌体试戴　在预备牙体上轻轻试戴,逐步磨除标记出的阻碍就位之处,直至完全就位,无翘动;用探针检查修复体与基牙边缘是否密合,用牙线检查邻接关系是否合适、用咬合纸检查牙尖交错位与非牙尖交错位时有无干扰,颜色形态是否与基牙协调等,如有问题做相应的调整,合适后用橡皮轮抛光备用。

3. 粘接 以常用的铸瓷嵌体为例,在口内良好隔湿的前提下,做以下两方面的处理:

(1) 处理嵌体:清洁嵌体,用 8%~10% 氢氟酸处理修复体组织面 90 秒,大量水雾冲洗,冲洗废水经中和后再排污;修复体用蒸馏水超声清洗 1 分钟,充分吹干后均匀涂布硅烷偶联剂,放置 30s,再在组织面上注入双固化树脂粘接剂。

(2) 处理牙面:若为活髓牙,可用干棉球置入窝洞内保护牙本质的同时用 35% 磷酸选择性酸蚀釉质层 30 秒,冲洗吹干,涂布自酸蚀粘接剂,光固化(具体可根据粘接材料的使用说明操作),再将注入双固化粘接剂的修复体放入预备洞形内,初步固化 2~3 秒,去除多余粘接剂,涂布阻氧剂,充分光固化至少20 秒后抛光;若为死髓牙,可用 35% 磷酸酸蚀釉质层 30 秒,牙本质层 15 秒,冲洗吹干后涂布粘接剂光照(具体可根据粘接材料的使用说明操作),再将注入双固化粘接剂的修复体放入预备洞形内,光照 2~3 秒初步固化,去除多余粘接剂,涂阻氧剂,充分光固化后仔细抛光。在粘接涉及邻面的嵌体时,在处理基牙牙面之前,可用特氟龙胶带放入邻牙邻面以利于粘接剂去除。粘接完成后需再次检查边缘密合性与咬合情况。

【修复后可能出现的问题及处理】

除了与全瓷冠修复后常见的问题相同之外,嵌体修复后还容易发生边缘微渗漏,主要原因是嵌体制作的精确度不够,嵌体与牙体组织不密合或粘接剂质量问题。早期通常无症状,随着时间推移可出现牙齿敏感、粘接边缘色素沉着甚至继发龋等问题。早期可采用窝沟封闭的方法治疗,如果范围大或出现继发龋,就应该拆除修复体,治疗后重新修复。

六、高嵌体

【概述】

高嵌体(onlay)是一种部分嵌入牙体内部,部分高于牙面,用以恢复缺损牙体形态和功能的修复体。与嵌体相同,高嵌体也是在模型上制作后粘接固定在牙体缺损区的间接修复体。

【适应证】

1. 𬌗面广泛缺损,不能进行嵌体修复,而剩余牙体组织量大于牙体 1/2 可提供良好支持的,特别是涉及牙尖缺损,需要恢复𬌗面外形和咬合接触者,且有足够颊舌壁可以保留时。

2. 牙体邻殆面缺损或是邻殆邻缺损,而剩余牙体组织量大于牙体 1/2 可提供良好的支持者。

3. 殆面严重磨耗需作咬合重建者。

4. 隐裂范围小,未累及牙髓的隐裂牙。

5. 有薄弱的牙尖需要保护者。

【禁忌证】

1. 殆面缺损范围较小,剩余牙体组织能提供足够的支持、固位及抗力时,可选用嵌体修复,而不宜选用高嵌体修复。

2. 殆面缺损范围过大、残留牙体组织抗力形、固位形不足,如牙体三壁缺损、轴壁 <1mm 时,不宜使用高嵌体修复,可考虑嵌体冠等修复方式。

【器材选择】

同嵌体部分。

【操作步骤】

(一)设计

根据制作材料对高嵌体进行分类设计同嵌体,由于高嵌体要覆盖部分牙尖,按覆盖范围进行的分类设计主要是双面和多面高嵌体。

(二)比色

同嵌体比色。

(三)牙体预备

高嵌体的牙体预备原则和要求基本同嵌体,但因高嵌体需要覆盖殆面,在殆面部分的预备又与嵌体有所不同。现以 MOD 金属高嵌体的预备为例简述其预备步骤。

1. 用球钻或裂钻去除腐质、原有修复体、残余充填体及继发龋。

2. 殆面预备 用圆头锥形金刚砂车针在殆面三角嵴和主要发育沟处制备定深沟,其深度在功能尖部位应达到 1.5mm,而在大多数非功能尖处达到 1.0mm。然后用圆头锥形金刚砂车针去除定深沟之间的残余牙体结构,并预备出功能尖外斜面,预备后目视或用咬合蜡片检查间隙。殆面外形的预备应遵循原有牙尖解剖形态,预备后的外形应基本反映殆面上原有的几何斜面形状。

3. 殆面功能尖外斜面肩台预备 使用钨钢车针制备殆面功能尖外斜面肩台,沿功能尖斜面在轴面上的终止线水平进行,肩台宽度应达到 1.0mm。

4. 殆面峡部预备 修整缺损洞壁,去除倒凹后即可。高嵌体的峡部与嵌体𬌗面洞形预备基本相同,即颊舌侧预备出相对平行的轴壁,外展 2°~5°。对轴壁上不影响牙体组织固位和抗力的小龋洞应用水门汀填平,并将洞底预备平整。

5. 邻面或箱形预备 根据缺损,预备出近远中轴面箱形,要求同嵌体。龈壁宽度为 1mm。

6. 精修完成 最后用抛光车针修整各轴面、线角、功能尖外斜面肩台等,所有边缘作连续光滑的短斜面,斜面宽约 0.5~0.7mm,使其成为连续的最终边缘线。

（四）排龈和取模

同嵌体部分。

（五）试戴和粘接

同嵌体部分。

【修复后可能出现的问题及处理】

同嵌体部分。

（陈文川　王华蓉）

七、贴面

【概述】

贴面是一种仅覆盖前牙唇面和(或)切端的美学修复体。

【适应证】

1. 漂白效果不佳的牙变色如重度四环素牙、前牙重度磨耗致牙本质暴露着色。

2. 要求改形的恒牙如锥形牙。

3. 关闭轻到中度的前牙间隙。

4. 牙体排列异常如牙体轻度扭转或舌侧错位等。

5. 牙体部分缺损(<4mm)如前牙切角缺损、邻面龋、颈部楔缺等。

6. 前牙区修复重建如前牙保留活髓的大面积冠折、先天或获得性牙发育不全、副功能运动引起的前牙磨耗变短需加长前牙切端。

【禁忌证】

1. 严重着色需要贴面美白修复的牙齿。

2. 缺乏足够的釉质粘接面。

3. 夜磨牙症者。

4. 明显扭转错位的牙齿。

5. 需要改轴向的牙齿。

6. 心理、生理、精神因素不能接受贴面修复者。

【器材选择】

同全瓷冠。

【操作步骤】

（一）贴面修复设计及效果模拟

为保证修复体的强度和美学效果，验证咬合设计，建议修复前进行贴面设计及效果模拟。

1. 数字化微笑设计（digital smile design，DSD）。

2. 制作贴面修复的诊断蜡型。

3. 制作硅橡胶导板。

4. 诊断饰面 / 实体模拟修复体（Mock-up）的制作。

（二）比色

同全瓷冠。

（三）牙体预备

1. 唇颊面预备　薄型贴面唇面的牙体预备量平均 0.5mm；牙颈部釉质相对较薄，在颈 1/3 的预备量相应降低至 0.3mm，中 1/3、切端 1/3 磨除 0.7~1.0mm。

随着超薄型贴面的出现，贴面可不备牙或少备牙。临床中应权衡患者主观要求、修复体空间、上唇及上颌前牙突度来决定牙体预备量。

对于需要改色且不接受牙体预备的患者，可根据改变一阶色相需 0.2~0.3mm 的瓷材料以初步估计修复体的厚度，制作同样厚度的诊断蜡型并在口内 Mock-up，观察患者是否适应及接受所增加的突度，以决定治疗计划。

2. 颈缘位置　一般考虑平齐颈缘或位于龈下 0.3~0.5mm，唇侧颈缘预备呈凹形斜面，对于基牙颜色正常的边缘可平龈或龈上，着色牙或颈部缺损的病例可预备到龈下。

3. 切缘的预备　对于需要进行切缘预备的类型，可视情况磨除 1~2mm。舌面预备可以分为舌面浅凹型（chamfer）（切端包绕）和切端对接型（butt-joint）。考虑到切端对接型贴面可由唇侧或切向就位、牙体预备简单省时、牙体预备量更少，腭侧完成线平整易于复制、技师制作更方便，故现在临床中更多采用切端对接型预备方式。

4. 邻面的预备　邻面预备取决于邻接关系是否正常、是否存在邻面龋以及邻面颜色是否需要遮盖等,可根据邻接关系、邻面龋坏、邻面充填物范围、缺损面积及邻面边缘线隐藏等方面决定邻面覆盖范围。邻面边缘线应呈凹形,预备厚度不宜小于 0.3mm。

5. 精修抛光　用抛光金刚砂车针、无齿钨钢车针结合高速涡轮手机,或抛光纸碟、橡皮抛光磨头结合低速弯手机打磨各预备面,唇侧切端线角圆钝。边缘用圆角抛光金刚砂或无齿钨钢车针,或圆角釉质手凿精修抛光。

6. 即刻封闭暴露的牙本质　按标准贴面牙体预备后可能会出现牙本质暴露,最常见的部位是唇面颈部,其次是邻面。现倡导"即刻牙本质封闭(immediate dentin sealing,IDS)"技术,即在瓷贴面牙体预备后、印模制取前使用第五代或第六代牙本质粘接剂封闭牙本质小管,以防止牙本质脱水及污染,消除备牙后敏感,减少细菌微渗漏,增加粘接力。

(四)排龈操作技术

同全瓷冠。

(五)印模制取

同全瓷冠。

(六)临时修复体

临床中贴面牙体预备后建议常规制作暂时贴面,可利用最终诊断蜡型的硅橡胶印模来制作。临床中建议牙体预备后,在牙面中央进行 2~3mm 范围的点酸蚀,仅在酸蚀点依次涂布偶联剂(primer)、粘接剂(adhesive/bond),形成薄层,然后放入双固化树脂粘接水门汀进行粘接。

(七)贴面试戴

首先询问患者上次治疗后患牙有无任何不适,然后去除临时修复体,检查基牙和牙龈状况。

1. 试戴就位　试戴,首先检查是否能完全就位。用 20μm 以下厚度的咬合纸印记邻面接触,调磨邻面阻挡就位的印记部分,直至贴面完全就位,检查边缘是否与预备体边缘密合;若贴面就位后触点过松,则需要加瓷或返工处理。

2. 就位后的咬合初步检查与调改　就位后,用手稳定贴面,首先在牙尖交错位状态下分别用蓝色和红色咬合纸检查是否有咬合高点,可调磨直至牙尖交错位没有早接触点。然后嘱患者做前伸运动或侧方运动,并检查调磨侧方𬌗和前伸𬌗的干扰点。

(八)贴面粘接

1. 试色　有厂家对树脂粘接剂提供了相同色号的水溶性试色糊剂用于

临床。试色冲洗去除,选择与试色糊剂同色的树脂粘接水门汀进行粘接。

2. 隔离 龈沟内放置排龈线,或使用橡皮障进行隔离,邻牙用聚四氟乙烯生料带薄膜进行隔离保护。

3. 修复体粘接面处理 用粘接棒粘固在贴面唇颊面或切端以便于操作。玻璃基陶瓷贴面组织面氢氟酸酸蚀、冲洗、超声清洗、干燥、涂布硅烷偶联剂静置2~3分钟或电吹风热风吹干,按所选贴面粘接剂使用说明涂布或不涂布粘接剂(adhesive/bond)或瓷面粘接剂(porcelain bond)。

4. 牙面处理 按前述酸蚀时间进行磷酸酸蚀、冲洗吹干、涂布偶联剂(primer)、粘接剂(adhesive/bond)。

5. 树脂水门汀粘接 装载光固化或调拌双固化树脂粘接水门汀在贴面组织面上,按照就位方向就位在基牙上,用软木棒或橡皮擦从贴面唇侧、切端轻微施压,保证完全就位。

6. 光照固化 两阶段分次固化,先用探针或小棉棒去除邻面、颈缘、舌侧多余的树脂水门汀,建议所有边缘区先暂时余留少许多余的树脂水门汀以保证封闭性。边缘区涂敷凡士林凝胶或专用的隔氧凝胶,从切端及舌侧光照10~20秒,基本固化后再用手术尖刀片去除边缘多余的树脂水门汀;然后在唇颊、切端、舌腭侧各光照20秒,保证粘接树脂材料完全固化。去除隔离橡皮障及邻面聚四氟乙烯生料带薄膜,牙线清理邻面,去除多余的粘接树脂及残余的隔离薄膜。

7. 咬合检查 再次检查及调整牙尖交错位、非牙尖交错位的咬合。

8. 抛光 将试戴过程中调磨过的部位用口内瓷抛光套装进行高度抛光。贴面所有边缘区也可以进行抛光处理。

【修复后可能出现的问题及处理】

1. 修复体松动、脱落 若因咬合创伤所致,应磨改调𬒟抛光后重新粘接;若因粘接原因,应去除残留粘接剂,正确严格处理重新粘接;若因釉质面不足或釉质框架缺陷,反复脱落者建议改行全冠修复。

2. 修复体破裂、折断 树脂或混合材料贴面可以口内添加光固化复合树脂恢复外形。瓷贴面仅出现裂线,如果不影响美观可以不做处理,小范围缺损也可以口内树脂修补,若大范围破损或折断应拆除重做。

3. 基牙疼痛 过敏性疼痛。

(1)贴面戴入和粘接过程中出现疼痛,一般会在树脂粘接后逐渐减轻或消失。

（2）使用一段时间后出现冷热刺激痛：可能由于微渗漏、继发龋、咬合创伤或牙龈退缩等引起。微渗漏及继发龋需要去除修复体重做；牙龈退缩引起牙本质过敏可使用脱敏剂脱敏治疗；咬合创伤需调𬌗处理。

4. 龈缘炎　针对性处理，去净粘接残余、调𬌗等，拆除重做等。

5. 继发龋　视情况去龋树脂充填、修复体重新制作、改行全覆盖修复等。

（孟玉坤　宗　弋）

第二章

牙列缺损的固定义齿修复

第一节　牙列缺损固定义齿修复的诊疗常规

【概述】

牙列缺损（dentition defect）是指在上颌或下颌的牙列内有数目不等的牙缺失,同时仍余留不同数目的天然牙。造成牙列缺损最常见的原因有龋病、牙周病、外伤、颌骨疾病、发育性疾病等。

【常规检查和诊断】

1. 病史采集　在病史采集的过程中,需要了解患者的年龄、职业及主观需求;详细了解患者全身状况、系统疾病,例如有无高血压、心血管系统疾病、糖尿病、骨质疏松等;了解患者当前服药情况;详细了解患者的口腔诊疗史;了解患者有无不良口腔习惯,有无夜磨牙、紧咬牙等病史;了解患者过敏史,包括药物过敏史及材料过敏史;还需要了解患者的传染病史等。详细了解患者病史和主观需求,可以帮助制订治疗计划及判断预后。

2. 口腔一般情况检查　包括常规口外检查和口内检查。此外,口外检查时主要检查患者颌面部外观及其他特征,检查颞下颌关节有无弹响,以及检查开口型、开口度等。在涉及牙弓前部固定义齿修复时,还要重点检查患者面中线,鼻、唇的对称性,口唇的外形,笑线高低和发音等内容。口内检查还包括牙弓形态、牙列缺损情况,余留牙磨耗情况等。

3. 缺牙区检查　包括缺牙的数目、部位和缺牙区牙槽嵴情况的检查。对缺牙部位需详细检查缺牙区三维空隙大小,尤其是𬌗龈距离、近远中距离的大小;检查拔牙创愈合情况,检查牙槽嵴形态,有无骨尖、残根、残片及增生物,有无其他黏膜疾患等。

4. 余留牙检查 全面检查口腔余留牙的牙冠、牙周、牙髓以及位置等状况。重点检查邻近缺隙的余留牙是否稳固,有无明显牙周炎症;检查其牙冠外形是否正常,有无龋坏或充填物悬突;检查其牙髓活力状态,有无根尖病变;检查其在牙列中的位置,有无过度倾斜,有无伸长或下垂,能否取得共同就位道,能否选作基牙等。此外,还要检查缺牙区对颌的余留牙有无明显伸长或下垂。考虑到其他修复体和余留牙的预后对整体治疗计划的影响,需检查患者口内有无不良修复体,检查有无近期不可保留的牙,还需检查余留牙的磨耗状况。如果余留牙有Ⅲ度以上松动牙或者严重龋坏无法保留的,应拔除后重新考虑修复方案。若检查出余留牙有过度磨损情况,需结合病史判断患者是否有夜磨牙等症状,需考虑改变修复方案,或行固定义齿修复后以𬌗垫进行保护。

5. 咬合关系检查 检查咬合关系是否正常,颞下颌关节功能是否正常。

6. 研究模型检查分析 在遇到复杂病例,或以常规检查不能明确诊断或制订修复方案有困难时,需要制取研究模型,并上𬌗架来进行分析。

7. 影像学检查 在对牙列缺损的患者进行诊疗前,需做影像学检查,帮助判断口腔内余留牙情况、牙槽嵴情况,并帮助医师作出正确合理的诊疗计划。常规 X 线片检查能了解基牙牙体、牙髓、牙根及根尖周情况,了解牙周支持组织的健康情况,有无牙槽骨的吸收,有无牙周膜间隙增宽。

在固定局部义齿修复前,对基牙的影像学检查是必须的,可常规进行 X 线片的拍摄,了解基牙情况,当需要更大范围了解余留牙及其支持组织情况时,也可以拍摄全景片。但因 X 线片和全景片均为二维的影像重叠,在复杂病例时需要进行 CBCT 的检查。对于拟进行种植义齿修复的患者,则建议优选CBCT 检查作为诊疗前的影像学检查手段。

【常用修复体】

常用固定修复体的种类见表 2-1-1。

表 2-1-1 牙列缺损的常用固定修复体种类

种植固定义齿	以种植体提供固位和支持,修复牙列中一颗或几颗缺失牙,患者不能自行取戴的修复体
固定桥	以天然牙提供固位和支持,且以机械固位力为主要固位力,修复牙列中一颗或几颗缺失牙,患者不能自行取戴的修复体,主要以全冠或部分冠作为固位体
粘接桥	以天然牙提供固位和支持,且以粘接力为主要固位力,修复牙列中一颗或几颗缺失牙,患者不能自行取戴的修复体,常用翼板或嵌体经树脂粘接到健康基牙上来固位

按照固定义齿的固位体结构和位置,可以将其分为双端固定桥、半固定桥和单端固定桥三种类型,这三种基本类型的固定桥也叫简单固定桥;以任意两种或三种简单固定桥组合而成的固定桥,又称为复合固定桥。

【修复方案决策】

在考虑患者的固定义齿修复方案时,应结合患者客观条件和患者主观意愿,按照种植固定义齿、粘接桥到传统固定桥的顺序进行筛选。以图 2-1-1~ 图 2-1-4 分别为不同缺牙数目的牙列缺损的修复方案决策路径为临床诊疗做出一定的指导。

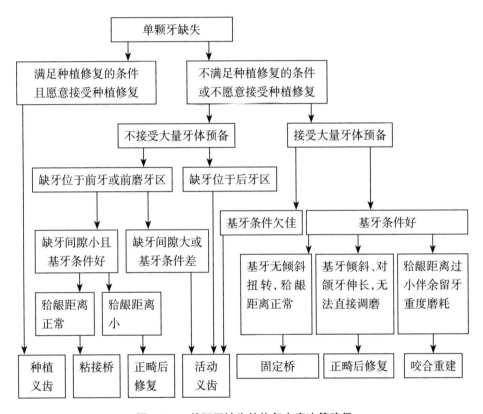

图 2-1-1 单颗牙缺失的修复方案决策路径

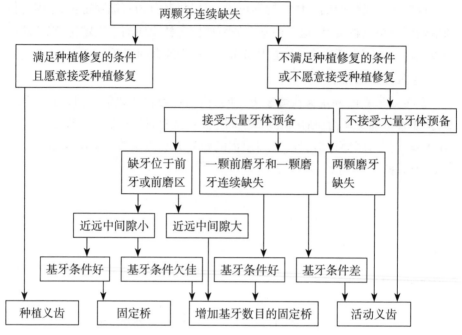

图 2-1-2　两颗牙连续缺失的修复方案决策路径

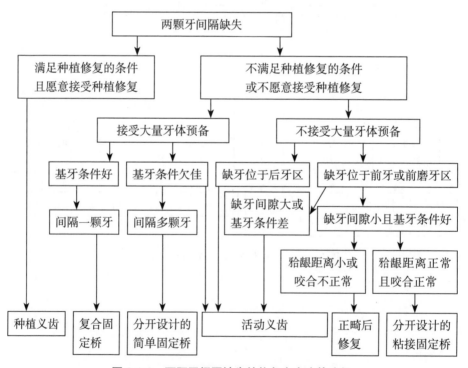

图 2-1-3　两颗牙间隔缺失的修复方案决策路径

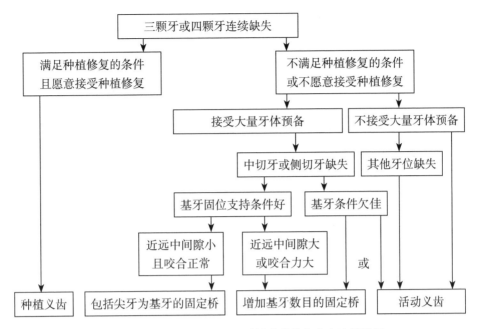

图 2-1-4　三颗牙或四颗牙连续缺失的修复方案决策路径

备注：正畸后修复需要参考患者年龄及余留牙牙周条件，即具有正畸条件。

（陈晨峰　朱智敏）

第二节　牙列缺损固定义齿修复的操作常规

一、固定桥

【概述】

固定桥通过桥体能够最大限度的恢复患者的生理功能及解剖形态，在基本不改变口腔原有的环境下，达到美观、舒适的要求，是患者易于接受的修复方式。但是固定桥修复的牙体磨除量较可摘局部义齿及种植义齿大，少数患者难以接受，且固定桥制作的难度较大。因此，固定桥修复应该具有更为严格的适应范围，特别是对多数牙的间隔缺失，应持谨慎态度。

【适应证】

1. 牙弓内少数牙缺失或间隔少数牙缺失，不愿选择种植修复者。

2. 基牙的牙体牙髓健康或者经过治疗恢复健康者。

3. 缺牙间隙两侧均有天然牙,且牙周健康者。

4. 后牙远中单颗牙游离缺失,且对颌牙的𬌗力不大者。

5. 缺牙区咬合基本正常,有适当的𬌗龈高度,对颌牙无伸长,邻牙无倾斜者。

6. 缺牙区的牙槽嵴伤口愈合良好,牙槽骨吸收稳定者。

【禁忌证】

1. 患者年龄小。临床牙冠短,髓腔较大,髓角高,根尖部未完全形成者。

2. 缺牙较多,余留牙无法承受固定义齿𬌗力者。

3. 缺牙区基牙牙髓、牙周病变未经治疗或者治疗不完善者。

4. 缺牙区𬌗龈距离过小者。

5. 末端游离缺失的缺牙数 2 颗或者超过 2 颗者。

6. 拔牙创未愈合,牙槽嵴未稳定吸收者。

【器材选择】

同全瓷冠。

【操作步骤】

1. 设计要领决策树　固定桥修复体的远期效果,很大程度上取决于修复体的设计。固定桥的设计,必须根据患者全身健康状况、年龄、口腔整体情况来制订符合患者的修复方案。因为正确的修复方案,能够充分利用机体的代偿机能,形成一种有新的生理平衡的牙颌系统,增进局部和全身的健康(图2-2-1)。

2. 比色　同全瓷冠。

3. 牙体预备　同全瓷冠,注意共同就位道的预备:牙列整齐,咬合关系正常者,只要沿基牙长轴磨切,即可获得固定桥的共同就位道;对于牙齿排列不整齐者,则要在牙体预备前确定好固定桥的共同就位道。备牙时则按照此就位道方向。

4. 排龈和取模　同全瓷冠。

5. 试戴和粘接　同全瓷冠。

【修复后可能出现的问题及处理】

同全瓷冠。

【注意事项】

固定桥修复的牙体磨除量较可摘局部义齿及种植义齿大,少数患者难以

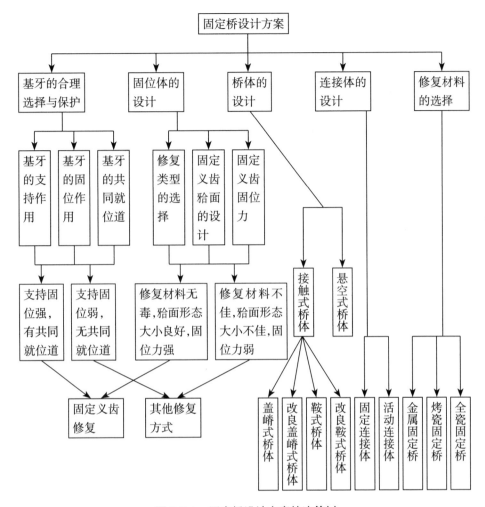

图 2-2-1 固定桥设计方案的决策树

接受,且固定桥制作的难度较大。因此,固定桥修复应该具有严格的适应范围,特别是对多数牙的间隔缺失,应持谨慎态度。在临床工作中,应该对牙列缺损的患者进行周密详尽的检查,结合患者的个体特点及全身情况进行综合分析,确定能否达到固定修复的预期效果。

二、粘接桥

【概述】

粘接桥是基本不磨切或少磨切健康邻牙,利用粘接技术修复个别缺失牙的固定义齿修复体。粘接桥可分为金属翼板粘接桥、改良式粘接桥、全瓷粘接桥几大类。由于全瓷冠桥修复材料应用于粘接桥修复,全瓷粘接桥克服了金属烤瓷粘接桥美观性能方面的不足。

【适应证】

原则上粘接桥与现在常规固定义齿的适应证是一致的,但以下几点需加以注意:

1. 多用于 2 颗以内缺失牙的修复。

2. 基牙的釉质健康完整。

3. 基牙牙周组织健康,无明显松动。

4. 比较适合于髓腔较大的年轻患者。

【禁忌证】

1. 缺失牙超过 3 颗。

2. 基牙残存的健康釉质少。

3. 严重的牙周病患者,基牙动度明显,无稳固邻牙可用于辅助固位。

【器材选择】

同全瓷冠。

【操作步骤】

(一)设计

粘接桥在设计时考虑固位体具有良好的固位形态,不能引起咬合障碍,不能影响牙周组织的健康,连接体部要有适当的外展隙形态。在保证有足够的粘接面积和固位体厚度的同时也要考虑到自洁形态。

(二)比色

同全瓷冠。

(三)牙体预备

1. 基牙为前牙时,牙体预备位于舌(腭)侧。

(1)舌(腭)侧牙体预备位于切缘下 0.5~1.0mm,龈上 1.0~2.0mm。

(2)近缺隙侧基牙轴面舌(腭)侧 1/2,包括边缘嵴,牙体预备量为 0.8~1.0mm。

(3)远缺隙侧位于边缘嵴内 0.5~1.0mm,或越过边缘嵴 0.5~1.0mm,牙体预备量为 0.8~1.0mm。

(4)牙体预备完成以后,表面用 37% 磷酸凝胶酸蚀 15 秒后清洗,表面吹干,涂一薄层釉质粘接剂,光照。

2. 当尖牙缺失用第一前磨牙作基牙。

（1）近缺隙侧牙体预备同切牙。

（2）舌（腭）侧牙体预备位于龈上 1.0~2.0mm 整个牙面越过远缺隙侧边缘嵴，牙体预备量为 0.5~0.8mm。

（3）咬合面的牙体预备同嵌体预备，深约 1.0~1.5mm，形成一个环形固位体。

（4）牙体预备完成以后，表面用 37% 磷酸凝胶酸蚀 15 秒后清洗，表面吹干，涂一薄层釉质粘接剂，光照。

（四）排龈和取模

同全瓷冠。

（五）试戴和粘接

1. 试戴　达到设计标准，不摆动、不下沉、不脱位，基牙切端美观，龈边缘位于龈上，无早接触。舌面经磨光后用胶布覆盖光洁面。粘接面经喷砂处理和超声波清洗，然后再根据需要进一步处理粘接面。

2. 粘接固定　基牙经酸蚀处理，采用树脂粘接剂将修复体粘接固定，复合树脂应在固位体周缘光照固化 20~40 秒。最终调𬌗，抛光。

【修复后可能出现的问题及处理】

1. 翼板脱粘　翼板脱粘的主要原因为翼板无固位形，粘接材料粘接强度不足，被粘接物粘接面处理未达到要求。为此，目前对粘接固定义齿的粘接面处理应严格按要求进行。一旦发生脱粘，多数应予重做。

2. 基牙冷热过敏　在酸蚀处理时应避免酸液流向根颈部。一旦发生过敏，可在根颈部涂一薄层口腔科粘接剂，或给予脱敏漱口液。若不处理，轻者 1~2 周，重者 1~2 个月症状可自行消失。

3. 龈炎　粘接时应认真检查，去除覆盖于龈上的多余复合树脂，局部消炎处理，牙龈可恢复正常；如因边缘不密合导致者，应予以重做。

4. 基牙继发性龋　凡发现继发性龋者，应拆除粘接桥进行相应治疗。

（裴锡波　王　航）

第三章

美 学 修 复

第一节　美学修复的诊疗常规

【概述】

美学修复是指通过任何单独或组合的直接或间接的口腔修复治疗方式（直接树脂修复、贴面、冠、桥、种植、可摘义齿）来提升人的牙齿、牙龈、咬合及颜面微笑等的口腔科治疗。美学修复注重咬合、微笑等生理基础上的美学成功与患者的心理满足。

【常规检查和诊断】

美学修复常规检查与常规修复检查一致。美学修复特殊检查：

1. 美学照片采集　美学修复中，数码照片对患者美学信息的提取、保存、分析美学问题、设计方案、预后预告等十分重要。在常规检查中，需要收集患者下列图像（表 3-1-1）。

表 3-1-1　美学照片采集

面部照	右侧位面像	右 45°侧位面像	正位面像	左 45°侧位面像	左侧位面像
	右侧位微笑面像	右 45°侧位微笑面像	正位微笑面像	左 45°侧位微笑面像	左侧位微笑面像
口唇照	右侧位面像	右 45°侧位面像	正位面像	左 45°侧位面像	左侧位面像
	右侧位微笑面像	右 45°侧位微笑面像	正位微笑面像	左 45°侧位微笑面像	左侧位微笑面像
口内照	右侧位覆𬌗、覆盖像	右侧位咬合像	正位牙列咬合像	左侧位咬合像	左侧位覆𬌗、覆盖像
	上颌牙列𬌗面像	下颌牙列𬌗面像	右侧位后牙咬合像	左侧位后牙咬合像	

2. 美学修复心理评估 在初次接诊患者时,医师需要客观评估患者的心理状态,从而对临床修复难度作出准确清晰的估算。

患者需要完成以下的美学修复问卷调查(表3-1-2)。

表 3-1-2 美学修复患者问卷调查

	从不/极少 偶尔/有时/经常
患者对自身牙齿的满意程度(dental self-confidence)	
我为我的牙齿感到骄傲	
微笑时我喜欢露出牙齿	
当我看到镜中自己的牙齿时会感到开心	
我的牙齿对别人是有吸引力的	
我喜欢自己牙齿的外形	
我觉得我牙齿的位置都长得挺好	
牙齿对患者社交生活的影响(social impact)	
微笑时我会刻意控制嘴唇裂开的程度以减小牙齿的暴露程度	
我会为不熟悉的人对我的牙齿的看法感到忧虑	
我害怕别人对我的牙齿发表攻击性的言论	
因为牙齿的原因,我会避免一些社交接触	
有时我会用手捂住嘴来挡住牙齿	
有时我总觉得别人在盯着我的牙齿看	
对于我牙齿的评论很容易激怒我,哪怕只是玩笑	
我有时会为异性对我牙齿的看法感到忧虑	
牙齿对患者情绪的影响(psychological impact)	
我嫉妒别人的牙齿好看	
看到别人的牙齿我会感到一定程度上的紧张	
有时我会为自己牙齿的样子感到不开心	
我觉得我周围的人几乎牙齿都比我好看	
当我想到自己牙齿的样子的时候就会感到难受	
我希望我的牙齿漂亮一些	
患者对牙齿美观的忧虑程度(esthetic concern)	
我不喜欢镜子里面我的牙齿的样子	
我不喜欢照片里我的牙齿的样子	
我不喜欢录像里面我的牙齿的样子	

美观期望:

0- 没有美观要求

10- 非常美观

我的美观期望值:(在下列数字上打钩)

0　1　2　3　4　5　6　7　8　9　10

根据患者完成的问卷调查,由医师完成以下心理评估量表(表3-1-3)。

表 3-1-3　心理评估量表

方面	0	1	2	合计
患者对自身牙齿的满意程度	4~6个"偶尔/有时/经常"	2、3个"偶尔/有时/经常"	0、1个"偶尔/有时/经常"	
牙齿对患者社交生活的影响	0~2个"偶尔/有时/经常"	3~5个"偶尔/有时/经常"	6~8个"偶尔/有时/经常"	
牙齿对患者情绪的影响	0~2个"偶尔/有时/经常"	3、4个"偶尔/有时/经常"	5、6个"偶尔/有时/经常"	
患者对牙齿美观的忧虑程度	0、1个"偶尔/有时/经常"	2个"偶尔/有时/经常"	3个"偶尔/有时/经常"	
患者的期望值	≤6	7、8	9、10	
患者的依从性	好	一般	差	
合计				

低难度——所有方面集中在0这一项;

中难度——至少有一个方面集中在1这一项;

高难度——至少有一个方面集中在2这一项。

医师需要根据患者的心理情况快速判断治疗难度,根据自身的技术能力量力而行,从而避免预后可能的医疗纠纷。

【适应证】

1. 美学区牙体小范围缺损,美学要求高,不适合使用充填治疗的患者。

2. 美学区牙体大面积缺损充填治疗后影响美观的患者。

3. 美学区牙位牙髓失活变色,无法通过漂白治疗改善者。

4. 氟牙症、四环素牙等影响牙齿美观者。

5. 美学区牙位存在牙间间隙,牙齿轻度错位、扭转、排列不齐且不愿意选择正畸治疗的患者。

6. 美学区的过小牙、畸形牙的患者。

【禁忌证】

1. 乳牙牙列患者及牙齿未发育完成的青少年患者。

2. 深覆𬌗、紧咬牙或夜磨牙患者。

3. 牙齿重度错位、扭转,无法单独通过修复治疗获得良好效果的患者。

4. 因心理、生理因素不能承受或不愿配合治疗的患者。

【修复方案决策】

美学修复的目标是在良好的生物学健康和咬合功能健康的基础上获得长久稳定的美学治疗效果,因此,在进行美学修复治疗的过程中,应充分考虑患者的牙体牙髓及牙周的生物学健康情况、咬合情况和相关美学因素(颜色与形态)进行难度分级和临床决策。

（一）美学修复难度分级

根据患者需要治疗牙齿的颜色、形态和涉及的咬合空间,可将对应的美学修复分为四个等级(表 3-1-4)。第一级的修复难度为简单,即只需要改变患者的牙齿颜色,不涉及空间和咬合的病例,如轻度的四环素牙或氟牙症。第二级的修复分级为需要重建患者的牙齿空间形态,不涉及咬合改变,如龋坏和外伤造成的牙体缺损,这一类的修复单独也为简单。第三级为小范围改变牙齿空间,少量改变前牙咬合的病例,如需要修复治疗过小牙、扭转牙、牙列间隙、轻度前牙不齐以及重度四环素牙或氟牙症。由于需要设计新的修复体空间并轻度改变咬合,第三级的修复难度为中等。第四级的美学修复为大范围改变牙齿空间,涉及大范围咬合改变与重建的病例,如酸蚀症、全口中重度磨损、咬合重建,这一类的分析治疗难度为困难。

表 3-1-4 美学修复难度分级

分类	修复治疗范围	临床问题	治疗难度
第一级	改变颜色,不涉及空间和咬合	增龄化变色、轻度四环素牙、轻度氟牙症	简单
第二级	重建牙体空间,不改变咬合的美学治疗	龋坏、单牙冠折	简单
第三级	小范围改变牙齿空间,少量改变前牙咬合	过小牙、扭转牙、牙列间隙、轻度前牙不齐需要贴面/冠治疗;中重度四环素牙和氟牙症需要贴面/冠修复	中度

续表

分类	修复治疗范围	临床问题	治疗难度
第四级	大范围改变牙齿空间,涉及大范围咬合改变与重建	酸蚀症、全口中重度磨损、咬合重建	困难

（二）美学修复难度与心理评估决策

美学修复的决策应从生物学健康、咬合功能、颜色和形态方面进行。图 3-1-1 为美学修复病例的临床决策树。

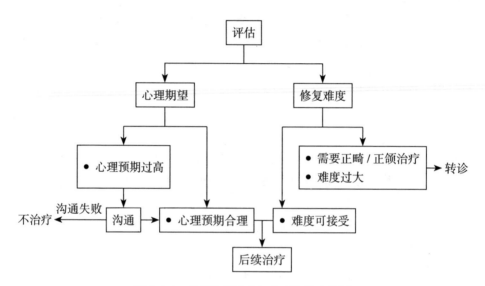

图 3-1-1　美学修复难度与心理评估决策树

在初次就诊时,首先应评估患者的修复难度和心理期望。若患者的牙齿形态、颜色需要改变的幅度大,超出修复治疗能纠正的范围,需要正畸或正颌治疗,应与患者进行沟通,进行转诊。若患者对修复效果有过高的不可实现的期望,经沟通后无法改善,应谨慎劝退。

（三）美学修复的生物学基础决策

牙体牙髓与牙周组织的健康是美学修复治疗的基础,在开始修复前,应完善基础治疗,解决患者已有的牙髓、根尖周以及牙周炎症与病变(图 3-1-2)。

（四）美学修复的咬合功能决策

根据美学修复的分级,第一级与第二级的修复不涉及咬合空间的改变,可

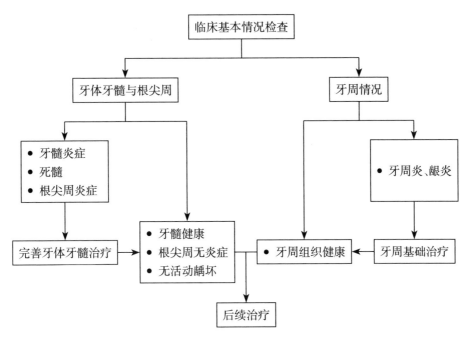

图 3-1-2　美学修复的生物基础决策树

直接进行后续修复治疗;第三级与第四级的患者,应完善咬合功能检查,若存在咬合紊乱,应在完善咬合功能治疗后,在稳定的牙尖交错位上进行后续修复治疗。

第二节　美学修复的操作常规

一、美学修复分析设计

【概述】

美学修复分析设计是在明确口腔美学修复适应证之后,进行有创操作之前利用收集得到的患者静态照片、动态视频等数字美学资料所进行的分析设计过程。美学预告按临床实施先后次序可分为四级:第一级数字美齿设计;第二级美观蜡型的制作;第三级口内诊断饰面;第四级临时修复体。

【器材选择】

1. 器械选择

(1) 美齿助手 TM 美学设计软件:美齿助手 TM 是一款运行在 iPad 上的移动端专业美学分析设计软件,由四川大学华西口腔医院口腔修复国家重点专科于海洋教授团队自主研发。美齿助手依据两因素美学修复理论,通过序列的线面关系分析,将牙齿的形态设计与面部、口唇、牙龈等的美学要素整合在一起,力图在简化操作的同时,提高美学设计质量。

(2) 数码微距影像设备:数码单反相机、微距镜头、数码环形闪光灯或双头闪光灯等。

(3) 美观蜡型塑形器械。

(4) 透明醋酸酯压膜机。

2. 材料选择

(1) 美观蜡型材料。

(2) 透明醋酸酯膜片。

【操作步骤】

(一) 第一级美学预告——数字美齿设计

1. 分析设计前的准备

(1) 正面微笑照片:正面微笑照片是记录患者面容、口唇美学信息的重要照片,需要符合以下要求:

1) 患者头部面向前方,无仰头或低头;

2) 患者头部无左右偏转,可参考患者双侧耳部暴露量是否一致;

3) 正面微笑时笑容需充分自然,否则影响后续牙体设计。

(2) 正面牙弓照片:正面牙弓照记录患者牙齿正面的形态和颜色,对牙齿形态的设计主要在此照片上进行。当拍摄正面牙弓照时,建议选择使用黑色背景板,有助于保持设计过程中画面清晰无干扰。正面牙弓照片需要符合以下要求:

1) 牙弓拍摄角度应与面部微笑照中显示的牙弓角度一致;

2) 牙弓拍摄角度应保证左右对称。

2. 美齿助手设计过程　美齿助手设计可分为五个基本步骤:颜面摆正、尺寸输入、颜齿匹配、牙形设计和牙色设计。

(1) 颜面摆正:根据线面关系法则,双瞳连线是面部理想的横向参考线,颜面摆正即根据双瞳线进行。

（2）尺寸输入：拖动软件中的标尺，使其标定照片中双侧中切牙间的距离，拖动浮动窗中的托条，使输入的距离尺寸与模型测量结果保持一致。尺寸输入之后，美齿助手软件将建立尺寸的参考系，在后续的操作中可以通过标尺工具测量图像中任意两点间的距离。

（3）颜齿匹配：是指利用美齿助手软件将前期拍摄并导入的正面微笑照和正面牙弓照进行重叠，之后可将面部和口腔的美学形态因素互相转换，进行面唇龈上美学要素的整合对比。具体步骤如下：

1）拖动颜齿匹配工具蓝色线条两端，使端点分别位于正面牙弓照两个牙尖上；

2）调整正面牙弓照片的半透明度至合适状态；

3）通过拖动匹配工具，将正面牙弓照对应的点位移动到正面微笑照的点位上，完成颜齿匹配；

4）调整正面牙弓照片的半透明度，检查两张照片匹配情况。

需要注意的是，如果口内外照片的切缘曲线曲度不一致，则会导致无法完全重叠。若出现此问题，则需重新准备数码照片进行设计分析。

（4）牙形设计：是数字美学设计的关键步骤，设计者需结合颜面部的线面关系，设计出患者的牙齿轮廓形态。

1）勾勒唇形：在正面微笑照片中，使用唇形工具将患者的嘴唇内缘勾勒出来。当切换到正面牙弓照片时，即可看到嘴唇的形态了。

2）设定牙齿横向比例关系：通过横向比例尺工具，设计者能设定正面牙弓照中的牙列的横向比例。1：0.618的比例是最佳的横向比例关系，但对于一些不适合的患者，也可以设定其他比例，但应始终满足中切牙至尖牙宽度逐步降低的规律。

3）牙齿形态设计：在美齿助手中，牙齿形态可以简单地通过从牙形库中导入进行。当在牙形库中选定牙齿外形后，可单独调整各牙位外形及大小。

4）尺寸输出：通过以上步骤，设计者可设计出美观的牙齿轮廓形态。设计结果可以图片的形式直接导出，也可使用标尺工具测量设计的牙齿轮廓尺寸，以供技师参考形态制作美观诊断蜡型及最终修复体。

（5）牙色设计：完成牙形设计后，美齿助手可为牙齿轮廓填充颜色，模拟不同种类修复体的色彩特征，有助于后续美学比色的进行。

（二）第二级美学预告——美观诊断蜡型

美学诊断蜡型（esthetic diagnosis wax up）是口腔医师或技师以患者的初

诊石膏模型为基础,按照美学分析和治疗目标制作的表现预期治疗效果的蜡型。

（三）第三级美学预告——口内诊断饰面与备牙导板

口内美学预告是指使用口腔修复临时材料,在患者口内制作树脂饰面或临时修复体,以反映美学设计结果的方式。备牙导板是指使用透明醋酸酯膜片,在美学诊断蜡型(二级预告)的基础上所压制的导板,并能戴入患者口内以指导后续牙体预备。

口内诊断饰面的具体制作方法:先使用硅橡胶印模材料在第二级美学预告中制作的美观蜡型上制作导板,之后在导板内需修复的目标牙处注射速凝材料,在弹性过渡期从牙体上取下临时冠,去除多余的临时修复材料。因为此时尚未进行牙体预备,当目标修复体属于体外空间和混合空间情况时,诊断饰面无法完全按照美学分析设计的结果在唇舌向就位,此时应以唇面形态预告为主,目的在于促进医患之间的交流沟通,并激励患者进行下一步诊治。

二、美学修复比色

【概述】

由于天然牙的颜色十分复杂,具有半透明性、乳光性、荧光性以及复杂的表面质地等特征。同时,釉质、牙本质、牙髓和牙齿表面质地的生理病理变化都会对牙齿的颜色产生影响。因此,牙齿颜色的传递和复制其本质就是对天然牙颜色的"无限接近"。

【器材选择】

现有美学修复比色系统(表 3-2-1):

表 3-2-1　现有美学修复比色系统

美学修复比色系统	特点
VITA 3D 比色板	VITA 公司最新比色系统,按照色相、明度、饱和度进行分类排列,一般用于牙齿整体或体部主色的记录
VITA 16 色比色板	目前在国际上运用最广泛的口腔科材料及临床比色系统,一般用于牙齿整体或体部主色的记录。比色板按色调分为 A(红棕色)、B(红黄色)、C(灰色)、D(红灰色)共四组
Chromeascope 20 色比色板	Ivoclar 推出,多用于与其配套的树脂、铸瓷的整体比色

美学修复比色系统	特点
透明瓷比色板	主要用于透明瓷的比色
釉质比色板	主要用于釉质的比色
牙本质比色板	主要用于牙本质的比色
牙颈部比色板	主要用于牙颈部的比色
牙龈比色板	主要用于牙龈的比色

【操作步骤】

1. 确定选色环境 选择日光自然光环境,或模拟日光光照。比色环境颜色尽量以中性灰色基调。女性患者要求拭去口红,遮盖颜色鲜艳的上衣等。

2. 选择比色系统 尽量选择与修复体材料同一厂家的比色系统,并根据比色范围及目的进行精细选择。

3. 布局摆位 比色操作者站于患者与光源之间,视线与患者口腔持平。

4. 常规体色比色 湿润比色板表面,模拟牙齿表面湿润状态。使用所选比色系统进行体部比色。比色顺序应遵循比色系统说明书的具体要求,一般依次为亮度、彩度(饱和度)和色调(色相)。

5. 仿真美学比色 根据美学修复需求,利用牙颈部、透明瓷、牙龈专用比色板等工具,分区对对应部位进行精细比色。

6. 比色信息记录 最理想的比色信息记录是由技师在椅旁进行,也可以使用数码相机结合 Polar-eye 滤光镜进行牙本质颜色信息的记录。

三、修复操作显微镜的使用

【概述】

口腔显微镜(oral microscope)是指在口腔医学领域所使用的光学显微镜,按使用目的又称为手术显微镜(surgical microscope)或操作显微镜(operatingmicroscope)。口腔操作显微镜的使用不仅为口腔临床医师提供了超越肉眼极限分辨率的视觉优势,更能提供符合人体工学建议的健康体位,减少操作者身体和精神的压力,增强口腔医师在临床操作中的专注程度。

【器材选择】

1. 口腔操作显微镜 口腔手术显微镜普遍具有大范围变焦物镜、可变调节倍率及可安装数码影像设备等特点。

2. 显微操作医师椅 是专为口腔医师进行显微操作所设计的操作椅,具有可变高度、提供肘部支撑等功能。

【操作步骤】

1. 调节瞳距 根据操作者双瞳距离调节手术显微镜瞳距调节旋钮,确保显微镜目镜中的双眼视野重叠。

2. 调节屈光度 根据操作者双眼屈光度大小,利用显微镜外接的数码相机进行左右眼的屈光度校准。

3. 调节光源大小 确保显微操作时光源合适,不伤眼。

4. 调节对焦 上下移动显微镜主镜座以调节物 - 镜距离,或使用变焦旋钮进行精细范围的对焦操作。

5. 操作者及患者椅位调整

(1) 操作者椅位:与传统椅位的 9 点 ~12 点方向放置不同,在口腔显微技术中,操作椅应始终保持位于患者 12 点钟方向。操作者座椅应确保坐立时膝关节呈 90°,使大腿上方平面与地面平行,同时双脚正好轻放于地面。如使用带有前臂支撑垫的显微医师专用椅,则应调节前臂支撑垫至肘关节呈 90° 的高度。此时,操作者双臂沿躯干自然放置,脊柱直立,全身骨骼肌呈自然放松状态。

(2) 患者椅位:患者椅位的整体高度应始终满足工作区域与操作者肘部位于同一高度。当操作区域为上颌时,患者应完全躺平,即患者椅位背靠角度呈 0° 放置,使患者上颌𬌗平面垂直于地平面;当操作区域为下颌前牙区时,患者椅位背靠角度与水平面呈 20° ~30° ;当操作区域为下颌后牙区时,患者椅位背靠角度与水平面呈 10° 放置。

四、显微定深孔全冠预备

【概述】

定深孔备牙技术是专门与显微镜伴生的显微修复创新技术,突破了以往各种牙体制备量控制的难点,具有简单易学、全程数字设计、数字备牙导航等特点。目标修复体空间(target restoration space,TRS)是为了实现修复治疗目的而采用某种修复体所需的最小空间。根据与治疗前牙体的空间位置关系,TRS 可以分为体内 TRS、体外 TRS 和混合 TRS(表 3-2-2)。

表 3-2-2 目标修复体空间分类与定义

TRS 分类	定义
体内 TRS(internal target restoration space,ITRS)	指 TRS 都在预备牙体内部。这种空间常见于仅需要复制原有牙体形态的病例中,如有同名牙冠折后的修复治疗,仅改变牙色的贴面治疗等
体外 TRS(external target restoration space,ETRS)	指 TRS 都在对应牙体的外部。这种空间常见于仅需要在原有牙体形态基础上,扩大牙体空间的病例中,如选择无创的修复治疗,前牙散在间隙时进行超薄贴面关闭间隙的治疗,牙齿变色后无创直接树脂贴面或不备牙的超薄瓷贴面的治疗等
混 合 TRS(mixed target restoration space,MTRS)	指 TRS 一部分在预备牙体内,另一部分在预备牙体外的情况。大部分美学修复病例属于这种情况,如扭转牙齿的修复、牙齿的唇舌向改位等。美学修复目标修复体空间设计常常为混合空间,这样的设计能减少需要磨除的牙体预备量,从而达到微创的目标

【器材选择】

1. 口腔操作显微镜。

2. 高速涡轮手机 高速涡轮手机的转速可达 200 000r/min,高速切削可能引起牙体组织的损伤,需要采用水 - 气冷却系统来减低伤害。

3. HX-06 定深孔钨钢车针 是华西口腔修复国家临床重点专科的创新专利转化技术。其套装包含 6 根车针,具有切磨抛光一体化的特点,使用刻度车针进行定深孔备牙技术能精准控制牙体的预备数量。

4. 手用器械及其他 釉质凿、抛光碟、抛光橡皮轮等。

【操作步骤】

1. 目标牙切端的预备

(1)显微镜放大倍率:8×~16×。

(2)使用器械:涡轮手机、HX-03 号钨钢车针。

(3)操作步骤:在显微镜中等放大倍率下,使用直径为 2mm 的 HX-03 号钨钢车针,在目标牙切端进行定深预备。根据 TRS 的设计方案及所选修复材料的要求,定深深度有所不同,之后使用 HX-01 号车针完成切端预备。

2. 目标牙唇面的预备

(1)显微镜放大倍率:8×~16×。

(2)使用器械:涡轮手机,HX-01、04、06 号钨钢车针。

(3)操作步骤:在显微镜中等放大倍率下,使用工作刃带有深度指示刻度的 HX-01 号钨钢车针,在目标牙唇面或备牙导板表面根据 TRS 的设计方案及所选修复材料的要求进行定深预备,使用 06 号测量杆对定深孔深度进行检查。之后使用 HX-04 号车针在唇面预备至定深孔消失,完成唇面初步预备。

3. 目标牙邻面的预备

(1) 显微镜放大倍率:8×~16×。

(2) 使用器械:涡轮手机,HX-02、04 号钨钢车针。

(3) 操作步骤:在显微镜中等放大倍率下,使用末端直径为 0.4mm 的 HX-02 号车针在目标牙近远中邻面进行初步预备,待打开邻面间隙后,使用 HX-04 号车针继续完成邻面的初步预备。

4. 目标牙舌面的预备

(1) 显微镜放大倍率:8×~16×。

(2) 使用器械:涡轮手机,HX-01、03、04、06 号钨钢车针。

(3) 操作步骤:在显微镜中等放大倍率下,使用工作刃带有深度指示刻度的 HX-01 号钨钢车针,在目标牙舌面或备牙导板表面根据 TRS 的设计方案及所选修复材料的要求进行定深预备,使用 06 号测量杆对定深孔深度进行检查。之后使用 HX-03 号车针进行舌面窝的预备,HX-04 车针进行舌轴面的预备至定深孔消失,即完成舌面初步预备。

5. 预备体边缘的精修

(1) 显微镜放大倍率:16×~40×。

(2) 使用器械:涡轮手机、HX-04 号钨钢车针、釉质凿。

(3) 操作步骤:在显微镜高倍放大倍率下,使用 HX-04 号车针完成预备体边缘肩台的修整,也可使用釉质凿修整边缘菲边,保证最终得到光滑、连续的预备体肩台形态。

五、显微粘接

【概述】

在修复体的试戴和粘接过程中,显微放大设备能让口腔医师检查到数十微米的边缘悬突和间隙,识别龈沟中的微量残留粘接剂。这些都为治疗的微创精准性和粘接效果长期稳定性提供了保障。

【器材选择】

1. 口腔操作显微镜。

2. 树脂粘接剂或玻璃离子粘接剂。

3. 光固化灯。

【操作步骤】

1. 在显微镜下,粘接前用乙醇棉球对全瓷修复体和牙面进行消毒,然后调拌并放置粘接剂于全瓷冠修复体内,接着戴入全冠,并使其完全就位。

2. 若采用玻璃离子粘接剂,等待粘接剂稍硬固之后,用探针清除颊舌面多余粘接剂,然后用牙线清除邻面多余粘接剂,完成全瓷冠修复。

3. 若采用树脂粘接剂,就位后先用光固化灯光照 3 秒左右,同样用探针和牙线清除多余粘接剂,然后再光固化 20 秒或等待粘接剂自行化学固化,完成全瓷修复体的粘接。

（于海洋 杜 文 罗 天 李俊颖）

第四章

牙列缺损的可摘局部义齿修复

第一节 牙列缺损的可摘局部义齿 修复的诊疗常规

一、牙列缺损的常规检查和诊断

【概述】

牙列缺损(dentition defect)指在上颌或下颌的牙列中存在数目不等的牙缺失,同时牙列内仍存留有天然牙。牙列缺损影响患者咀嚼功能、辅助发音和美观面貌,还可能影响口颌系统的健康。

【常规检查和诊断】

1. 口腔情况

(1) 缺牙间隙:详细检查缺牙的部位和数目,缺牙间隙的近远中和殆龈向距大小,拔牙创愈合情况,缺牙区牙槽嵴的形状和丰满度,有无骨尖、骨嵴、倒凹,有无压痛。

(2) 余留牙:余留牙牙体、牙髓和牙周的健康状况,余留牙的排列及位置是否正常,对拟作基牙的牙齿应特别注意其牙冠形态、松动度、临床冠高度等的检查。

(3) 口腔黏膜及软组织:检查黏膜的厚薄和可让性,观察口底、舌、前庭沟、系带等软组织形状、位置有无异常,是否影响义齿修复。

2. 牙列检查 记录牙列缺损的部位和数目,判断牙列缺损类型。检查余留牙的健康状况,有无高锐牙尖,有无天然间隙,口内充填和修复情况。检查牙列大小、形状,基牙是否移位、倾斜和伸长。临床常用 Kennedy 分类法对缺损牙列进行分类。

3. 咬合关系检查　上下颌牙列是否有广泛均匀的接触关系；上下颌牙列中线是否一致；覆𬌗、覆盖是否在正常范围之内，是否有磨损、倾斜、移位和伸长，是否存在咬合干扰和创伤；左右侧𬌗平面是否匀称；牙尖交错位和前伸、侧方咬合运动时，有无牙尖干扰；息止𬌗间隙大小，垂直距离有无改变。

4. 原有修复体的检查　了解患者要求重做修复体的原因，检查旧义齿外形是否合适，人工牙的色泽及排列，与口腔组织的密合情况，结构是否合理，咬合、固位、稳定性能是否良好，义齿对邻近的软硬组织有无不良刺激和损伤，行使功能的效率如何。分析原义齿需重新制作的原因。

5. 影像学检查　常规 X 线片能了解基牙有无根折，根管充填的情况，牙邻面、牙颈部、牙根部等较为隐蔽部位是否存在龋坏。全口牙位曲面体层 X 线片可全面了解颌骨及牙列、牙周情况，有助于确定牙槽骨内是否有残根存留、余留牙是否具有保留价值等。

二、牙列缺损活动修复的常用修复体介绍

【常用修复体】

牙列缺损的活动修复通常采用可摘局部义齿，它是利用余留天然牙和义齿基托所覆盖的黏膜、骨组织作支持，靠义齿的固位体和基托固位，以恢复牙体形态与功能的患者能自行摘戴的人工修复体。可摘局部义齿一般有下列类型：

（一）活动桥

适用于包含或不包含前牙缺失的单侧后牙游离缺失和单侧多颗牙间隔缺失，以及前牙缺失的修复方式，适用范围广，为牙支持式，可使用隐形义齿材料、普通甲基丙烯酸类树脂等制成，以弯制卡环或整铸支架固位。

（二）隐形义齿

隐形义齿又称弹性仿生义齿。它具备高弹性、抗折断、舒适、美观、基托薄、体积小、操作简便快速等优点。义齿不需设计金属卡环，卡环为义齿基托向基牙两侧的延伸部分，基托与牙龈颜色相似并与黏膜组织面密贴，故称为隐形义齿。对前牙及个别后牙缺失修复效果尤为显著。

（三）胶托式可摘局部义齿

主要由甲基丙烯酸类树脂制作，以弯制钢丝卡环固位，热加工制成，制

作简单、价格低廉,适用范围广,但体积大、舒适度差,多用作暂时性、过渡性义齿。

(四) 整铸支架式可摘局部义齿

一般由整体铸造的金属支架和少量树脂基托构成,适应范围广、稳定性好、固位力和支持力强,坚固耐用、舒适卫生,已成为目前临床中使用范围较广的一种活动修复方式,可以取代传统的胶托式可摘局部义齿,也用于牙槽骨、颌骨和软组织缺失的修复。

三、牙列缺损活动修复方案的决策树和临床路径

牙列缺损活动修复方案的决策(图 4-1-1,图 4-1-2):

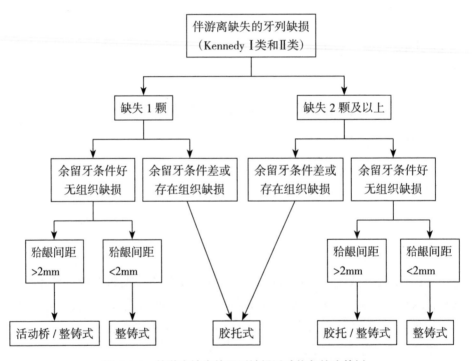

图 4-1-1　伴游离缺失的牙列缺损活动修复的决策树

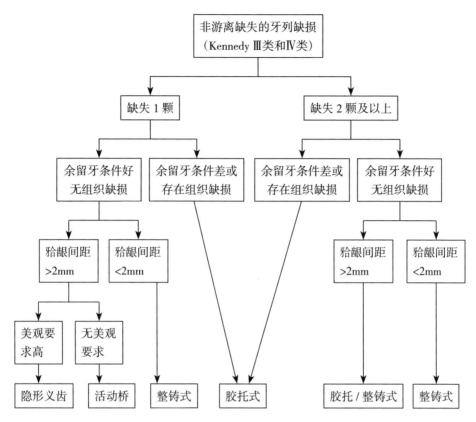

图 4-1-2 非游离缺失的牙列缺损活动修复的决策树

（王 琪）

第二节 牙列缺损活动修复的操作常规

一、活动桥

【概述】

"活动桥"是可摘局部义齿的一种,适用于患者单侧有一颗或两颗牙的缺失且缺隙两端都有可利用的天然牙时,修复时不必连到对侧。

【适应证】

1. 单侧一颗或两颗牙缺失,当不适合采用固定义齿修复,或以免缺隙两端基牙负担过重时,可用活动桥修复。

2. 因外伤、手术或异常骨吸收导致的牙槽嵴大量缺损,可用活动桥的基托部分恢复外观。

3. 为恢复患者拔牙后的功能和美观,可以采用活动桥进行暂时性修复。

【操作步骤】

1. 牙体预备 牙体预备应该在牙体治疗、牙髓治疗、牙周治疗以及软硬组织治疗结束后进行,预备基牙的目的在于为可摘局部义齿提供有利的固位、支持和稳定。基牙预备分为以下几个方面:

(1) 基牙轴面预备:临床中常见牙齿向缺隙侧或颊舌侧倾斜移位,如上颌后牙向颊侧倾斜,下颌后牙向舌侧倾斜,这些倾斜使牙齿的外形高点发生显著改变。在这种情况下,需对基牙的轴面进行预备,以改变外形高点,为卡环臂提供有利位置。理想的固位卡环臂位于牙冠中 1/3 与龈 1/3 交界处,而卡环尖位于龈 1/3 以内。对抗臂位于外形高点以上,不高于基牙牙冠中 1/3,这不仅可以改善卡环的美观效果,而且使卡环位置更接近于牙齿的旋转中心。

(2) 固位倒凹的预备:在基牙固位倒凹不够的情况下,可在基牙的颊面或舌面制备一个平缓的凹陷,使卡环尖位于此凹陷内,增强固位作用。凹陷长约4mm,𬌗龈高约 3mm,应与龈缘平行,并尽可能接近龈缘。预备的凹陷应与设计的就位道之间具有 0.25mm 深的倒凹。固位倒凹的外形应光滑流畅,使卡环臂相对容易进出倒凹。

(3) 消除干扰:牙缺失后若长期未修复,对颌牙会伸长,牙尖因得不到功能性磨耗而非常尖锐,这些锐尖将对人工牙产生楔入作用,导致义齿破裂。调磨牙尖可减小这种风险,也可为人工牙的排列增加间隙。

(4) 支托凹的预备:釉质𬌗支托的外形呈三角形或匙形,其底部位于基牙的𬌗边缘嵴,顶端指向基牙的正中。𬌗支托凹的长度一般为磨牙的 1/4 或前磨牙的 1/3 近远中径,宽度为磨牙颊舌径的 1/3 或前磨牙的 1/2,厚度为1.0~1.5mm,最薄处为 0.5mm。支托凹的底必须向牙中心微倾斜,其目的是使𬌗力沿基牙长轴传递。预备支托凹时应避免形成锐利边缘或线角。凹应浅,使𬌗支托在支托凹中的运动像球凹关节一样行使功能。

2. 印模制取技术

(1) 用于活动桥义齿取模的托盘大多数为有孔托盘,托盘周围的宽度应距牙齿及软组织 4~5mm,若稍窄可用钳子向外调整托盘边缘;若长度不够,可用烫软的印模膏或蜡添加。

(2) 在印模材料凝固过程中应保持托盘的稳定,任何原因造成托盘移动都会产生内应力,导致印模不准确。

(3) 需利用远中孤立牙作为基牙时,在托盘放入口内前,用示指将少量印模材料先压入基牙的远中,然后再将托盘就位,凝固后取出印模,即可得到理想印模。

(4) 印模从口内取出时,应注意观察藻酸盐的固化时间。印模从口内取出的最佳时间是材料初期固化后 2 分钟,藻酸盐表面完全丧失了黏性。此时从口内取出印模既可避免不必要的撕脱,又可避免印模材久置口内给患者带来不适。

(5) 印模从口内取出后,必须进行检查。检查的内容包括:印模材料与托盘有无分离;表面是否光滑,有无分层现象;基牙表面有无印模材料黏附;印模边缘是否伸展足够;主要区域有无气泡或撕裂等。若不符合要求,应重新制取印模。

3. 修复体的戴入

(1) 戴入义齿:按原设计的义齿就位道方向戴入义齿。戴义齿时若遇阻力,不应强行戴入,应仔细检查阻碍义齿戴入的部位。阻碍戴入的部位常发生在进入软组织倒凹内的基托处,可用红、蓝咬合纸进行检查,或在牙槽嵴上涂甲紫确定阻碍就位的部分,取出义齿,用轮状石磨除基托着色处,如此反复直到义齿完全就位。也可因卡环过紧(弯制卡环)影响就位,调整卡环至合适的松紧度即可。初戴义齿时,使用压力指示剂调改组织面,以达到义齿与支持组织之间的最佳适合性,不应在患者戴义齿产生疼痛后再复诊修改。消除上述阻碍后,义齿即可就位。

(2) 义齿戴入后的检查

1) 密合情况:义齿就位后,𬌗支托应与支托凹密合,卡环与牙面密合,卡环臂的尖端在倒凹区内,卡环体在非倒凹区,基托与黏膜密合。

2) 义齿基托边缘伸展范围:若是采用普通托盘制取的印模,多数情况下,基托边缘会伸展过长,此时,医师应根据口内情况磨除过长的边缘。

3) 咬合:用咬合纸来检查咬合高点,可用不同颜色的咬合纸来区别牙尖交错位和非牙尖交错位的早接触点,以指示需调磨的部位。

(3) 义齿抛光:义齿调改合适后,应对修改过的部分进行磨平抛光。对人工牙部分可用湿布轮蘸抛光粉进行抛光。义齿基托、卡环部可先用砂纸卷沿一个方向进行打磨,将材料纤维集中到边缘,用小刀去除后,再用湿布轮进行抛光。

(4) 指导患者与医嘱:初戴义齿时,口内会有异物感、语音不清、咀嚼不便、恶心甚至呕吐等不良反应,一般经练习 1~2 周后即可改善。摘戴义齿不熟练,需要耐心练习。戴义齿时不要用力过大或用牙咬合就位,以防卡环变形或义齿折断。摘义齿时,最好沿着就位道相反方向取出。初戴义齿后,常有疼痛现象,可暂时取下义齿泡在冷水中,复诊前 2~3 小时戴上义齿,以便准确地找到痛点进行修改。饭后和睡前应取下义齿刷洗干净,并对口内余留天然牙进行正确的刷牙和使用牙线。夜间不戴义齿,将义齿洗刷干净后浸泡于冷水中。如感觉戴义齿后有不适的地方,应及时到医院复诊,不要自己动手修改。若义齿发生折断或损坏,应及时修理,并同时将折断部分带来复诊。最好半年至一年复诊一次,对义齿进行必要的处理,并对余留天然牙进行护理及治疗。

【修复后可能出现的问题及处理】

修复后可能出现的问题有疼痛、食物嵌塞、龈缘炎、修复体松动、破裂折断。

1. 黏膜疼痛 　 基托边缘过度伸展,根据患者的指示进行检查,相应处可能有黏膜充血,甚至破溃。可用细小的棉签蘸甲紫涂于已确诊的疼痛部位,戴义齿入口内,随即取出义齿,在义齿基托边缘上便有甲紫印记,此为应磨短基托边缘之处。牙槽嵴上常有骨尖、骨嵴和骨突起,因其上覆盖黏膜较薄,在𬌗力作用下极易引起疼痛,明确疼痛部位后,用前述方法做记号,对基托组织面进行缓冲即可。

2. 基牙疼痛 　 戴牙后出现基牙疼痛,应考虑是否是卡环过紧、基托与基牙邻面接触过紧、义齿不稳定或咬合过高等原因引起,应分别予以检查和做相应处理。若是𬌗支托、卡环肩或支架的其他部位高,多应调磨对颌牙,以免调磨金属部分影响强度,导致折断。卡环过紧还可造成义齿摘戴困难,应予以调松。

3. 食物嵌塞 　 多由义齿的各组成部分与组织不贴合引起,如基托与黏膜、基托与天然牙之间不密合,卡环与基牙不贴合等。若因戴牙时义齿磨除过多或因填倒凹时填补过多而造成的,可用自凝树脂局部衬垫方法解决。若因基牙与牙槽嵴间存在不利倒凹时,应选择恰当的就位道,尽量减小不利倒凹。此外,要嘱患者加强口腔卫生和对义齿的清洗。

4. 固位不良

(1) 义齿弹跳:卡环臂尖端抵住了邻牙或卡环过紧均可致义齿弹跳,表现为咬合时基托与黏膜贴合,张口时基托离开黏膜。调改卡环即可纠正。

(2) 义齿不稳定:卡环体与基牙不贴合,间接固位体的位置不当,𬌗支托、卡环在基牙上形成了支点,卡环固位力差或无固位力均可造成义齿翘动、摆动或上下活动。通过调改卡环,或重新制作卡环,或增加卡环消除支点等方法使义齿稳定。

(3) 基托与组织不贴合:基托边缘伸展过长或与组织不贴合,采用磨短基托边缘或重衬基托等措施,即可使义齿得到固位。

5. 破裂折断　牙缺失后若长期未修复,对颌牙会伸长,牙尖因得不到功能性磨耗而非常尖锐,这些锐尖将对人工牙产生早接触楔入作用,导致义齿破裂。通过调磨牙尖可减小这种风险。若义齿发生折断或损坏,应嘱咐患者将折断部分带来复诊,分析折裂原因,可简单修补者,可通过对位粘接的方式进行修理,其他不能修补时,针对原因应重新制作义齿。

(甘雪琦)

二、隐形义齿

【概述】

隐形义齿采用一种高弹性、抗折力强的聚酰胺类材料取代了传统的金属卡环和基托的部分,回弹性好,坚固耐折,能够从牙槽嵴上获得支持,对于基牙的要求相对较低,就位后固位力佳,并且边缘封闭较好。其在色彩上能够较好的模拟牙龈组织,从而达到"隐形"的效果。

【适应证】

1. 个别前牙缺失,尤其是基牙临床牙冠较长,倒凹较大者。

2. 个别后牙缺失者。

3. 多个牙间隔缺失,能够取得共同就位道者。

4. 可用于制作牙周夹板。

【操作步骤】

1. 牙体预备　隐形义齿一般来说不需要进行牙体预备,对于后牙缺失时,为防止义齿下沉造成咀嚼疼痛或无力,需要在相邻基牙上预备支托凹。牙体预备步骤详见"活动桥"部分。

2. 印模制取　印模要求、托盘选择、取模方法详见"活动桥"部分。由于隐形义齿采用的是黏膜支持以及混合支持,因此,要求软组织需在压力状态下取得功能性印模。另外需要注意的是,隐形义齿较活动桥的基托、卡环覆盖面积大,对于缺隙部位、前后基牙及相应软组织要求取得准确、清晰的印模。

3. 修复体戴入

（1）戴入前应检查

1）义齿设计符合要求，边缘圆滑、无锐利边缘，义齿已表面抛光；

2）基托组织面无树脂瘤子，无残留的石膏。

（2）义齿初戴：同活动桥部分。

（3）戴入后检查：同活动桥部分。

4. 义齿抛光　同活动桥部分。

5. 戴牙及医嘱　同活动桥部分。

【修复后可能出现的问题及处理】

1. 基牙疼痛　排除基牙发生牙体、牙周组织疾病的情况下，常常是由于基牙受力过大，基托或树脂卡环与基牙接触过紧造成的。仔细检查后适当调磨基托、卡环组织面。

2. 咬合痛　同活动桥。

3. 软组织疼痛　同活动桥。

4. 义齿弹跳、翘动　树脂卡环抵住邻牙、存在支点、基托边缘过长影响口周软组织活动。根据具体原因作出相应调改。

5. 食物嵌塞　同活动桥。若无法调改应重新制作义齿。

6. 摘戴困难　基托过紧或进入倒凹太多造成。应适当磨薄基托。如因患者自身原因不会摘戴，应耐心指导。

（李丹雪）

三、胶托式可摘局部义齿

【概述】

胶托式可摘局部义齿主要由甲基丙烯酸类树脂制作，以弯制钢丝卡环固位，热加工制成，制作简单、价格低廉，适用范围广，但体积大、舒适度差，目前多用作暂时性、过渡性义齿。

【适应证】

1. 各种牙列缺损，尤其是游离端缺牙者。

2. 缺牙伴有牙槽骨、颌骨或软组织缺损者。

3. 在拔牙创愈合阶段或处于生长发育期少年所制作的过渡性义齿。

4. 基牙或余留牙松动不超过Ⅱ度，牙槽骨吸收不超过 1/2 者，修复牙列缺损的同时可固定松动牙形成可摘义齿式夹板。

5. 殆面重度磨损或多颗牙缺失等原因造成咬合垂直距离过低，需恢复垂直距离者。

6. 不接受或不能耐受制作固定义齿所必须的牙体组织磨切者。

7. 要求拔牙后即刻戴牙或因其他特殊需要制作即刻义齿、化妆义齿者。

8. 年老体弱、全身健康不允许制作固定义齿修复者。

9. 暂时性(过渡性)义齿修复 牙列缺损对患者咀嚼、美观等功能的影响会干扰患者正常的工作和生活。因此,在正式义齿修复前的准备治疗阶段,有必要对患者进行过渡性的暂时修复。通常采用设计、制作简单的胶托式义齿。

10. 余留牙条件差,或存在软硬组织缺损,不能设计整铸式可摘局部义齿者。

【禁忌证】

1. 咬合关系过紧,缺牙间隙过小或𬌗龈距过低(<2mm),不能设计树脂基托者。

2. 因某种原因生活不能自理,对可摘局部义齿不能摘戴、保管、清洁,以及有误吞义齿危险的患者。

【操作步骤】

(一)临床检查

1. 口腔检查 见第四章第一节。

2. 原有修复体 见第四章第一节。

3. 颌面部及颞下颌关节检查 检查颌面部的肤色、左右对称性、比例协调性,口唇外形及其与上下颌前牙的位置关系,面型和侧面轮廓外形,有无畸形等。检查有无下颌运动异常,开口型和开口度是否正常,有无关节弹响、张口受限,有无颞下颌关节炎和咀嚼肌扪痛。

4. X线检查 见第四章第一节。

5. 模型检查 对于比较复杂的牙列缺损患者,在进行口内临床检查之后,制备石膏模型可以直观检查牙及组织形态,便于医患交流,用于制作个别托盘并作为原始记录。

(二)修复前准备

修复前准备是指对于在检查和诊断过程中发现的牙列缺损患者存在的健康问题,去除病因,终止或延缓病变进程,恢复剩余组织的健康状态与功能,为即将进行的修复治疗创造必要的条件。

1. 外科准备

(1)拔牙:病变无法治愈和修复,影响最终义齿修复的余留牙可考虑拔除。

(2) 外科手术

1) 牙槽嵴修整术:适于会导致义齿压痛的牙槽嵴骨尖,以及在义齿覆盖范围内,妨碍义齿伸展、就位,并可能造成压痛的骨性隆突和过大的组织倒凹。

2) 软组织成形术:对于存在唇颊舌系带附着位置过高,影响义齿基托伸展和固位者,可通过手术松解、降低系带附着位置。对于存在较严重的牙槽嵴黏膜下层增生(松软牙槽嵴)的患者,可手术切除增生的黏膜下层。还可以采用前庭沟加深术,增加牙槽嵴相对高度。

3) 肿物切除与治疗:对于骨和软组织存在肿瘤、囊肿等病变者,必须在义齿修复前进行彻底的手术切除和其他治疗。

2. 牙体牙髓治疗 有保留价值的残根、残冠及形态异常的牙,进行根管治疗后可行桩核冠治疗或全冠治疗,或用作覆盖基牙。

3. 牙周治疗 余留牙存在龈炎、牙周病者,修复前应进行系统的牙周治疗。

4. 正畸治疗及咬合调整 必要时应在修复前正畸治疗,存在咬合干扰、创伤可通过调磨的方法尽快去除。

5. 黏膜疾病治疗 口腔黏膜存在溃疡、炎症等问题者,在义齿修复前必须进行彻底治疗。

6. 拆除或停戴不良修复体。

(三) 研究模型的模型观测

1. 确定义齿就位道 将诊断模型固定在观测台上,使义齿就位道与𬌗平面垂直,将分析杆固定在垂直测量臂的下端,沿模型余留牙轴面及周围组织表面平行移动分析杆(观测台与分析杆之间相对平行移动)。采用确定义齿就位道的方法,包括平均倒凹法和调节倒凹法,使各基牙的有利位置上都能够存在适度的固位倒凹,同时能够获得导平面,并满足美观要求。

2. 描记观测线 确定好最佳就位道后,在所有余留牙的轴面上描记出观测线和组织倒凹观测线。

3. 模型(倾斜)定位 为了记录义齿就位道方向,需在诊断模型观测后采用三点等高定位或就位方向线来记录诊断模型在观测台上的倾斜方向。

4. 观测结果分析与余留牙形态调改和基牙预备 可根据诊断模型观测结果,通过余留牙形态调改,减小过大的基牙固位倒凹,去除不利的倒凹,并获得导平面。

（四）胶托式可摘局部义齿的设计和分类设计（表 4-2-1）

表 4-2-1　胶托式可摘局部义齿的设计和分类设计

缺损类型	口内情况	设计类型	设计要点	具体方法
Kennedy Ⅰ	余留牙数目尚可	混合支持型	尽量控制游离鞍基的翘动、旋转和摆动，以减小基牙扭力，保护牙槽健康	1. 合理设计卡环，增加间接固位体、扩大游离鞍基 2. 功能性印模 3. 人工牙减径、减数，降低牙尖斜度
	两侧后牙全部缺失，余留牙牙周情况差者	黏膜支持型	适当减少支持组织承受的咬合力，减慢牙槽嵴吸收的速度	1. 人工牙减径、减数，降低牙尖高度，加深食物排溢沟 2. 扩大基托面积，必要时基托组织面软衬
Kennedy Ⅱ	单侧游离缺失，通常余留牙数目尚可	混合支持型	游离端只缺失一颗第二磨牙时，可设计活动桥	1. 合理设计卡环，增加间接固位体、扩大游离鞍基 2. 人工牙减径、减数，降低牙尖斜度
			游离端缺牙两颗以上者，必须双侧设计	
Kennedy Ⅲ	缺隙两端均有余留牙存在	牙支持型	使义齿的𬌗力由基牙负担，达到均衡固位与跨弓稳定的作用	1. 基牙边缘嵴𬌗支托 2. 尽量不设计黏膜支持
Kennedy Ⅳ	少数前牙缺失，余留牙健康者	牙支持型	考虑前牙义齿美观性能	邻缺隙侧采用舌支托，两侧后牙间隙卡环
	多颗前牙缺失，前部缺隙形成游离端	混合支持型	类似 Kennedy Ⅰ 类设计	1. 类似 Kennedy Ⅰ 类设计 2. 前牙深覆𬌗不能设计胶托式义齿

（五）牙体预备

同活动桥。

（六）工作模型制取

工作模型是在口腔准备和基牙预备完成后取印模灌注的石膏模型，在此模型上进行最终的义齿设计和义齿制作。

1. 调整体位与医嘱　将椅位调整到合适的位置,使患者要制取印模的上颌或下颌牙列的船平面与水平面平行。与患者进行必要的交流,指导患者练习在取印模时所需做的印模边缘整塑动作。在取印模过程中保持身体和头部位置稳定。

2. 制取解剖式印模　此种印模是在承托义齿的软硬组织处于静止状态,没有发生功能变形的情况下取得的印模,为无压力印模,可准确地印记余留牙及牙槽嵴黏膜的解剖形态。

3. 个别托盘制取功能性印模　功能性印模是在长缺隙或游离端牙槽嵴黏膜受到功能性压力下,发生一定程度变形状态下的牙船印模,又称为选择性压力印模。

(1) 个别托盘边缘整塑:边缘整塑时必须保证托盘完全就位和稳定不动,印模膏不能进入托盘组织面与黏膜之间。没有基托和义齿其他部分伸展的边缘部分不需要整塑。

(2) 取终印模:将托盘旋转放入口内,轻压就位并保持稳定,在印模材硬固前,进行边缘整塑。

4. 灌注模型　制作义齿的工作模型应用硬质石膏灌制。模型应完整、清晰,无缺损,组织面无小瘤,无气泡。模型基底有足够的厚度,最薄处厚度不小于 10mm。

（七）咬合关系记录及转移,上船架

1. 利用余留牙确定上下颌牙的关系　适用于缺牙数不多,余留牙可保持正确而稳定的咬合关系。将上下颌模型直接对合至稳定的牙尖交错位,用黏蜡粘接固定上下颌模型或在模型上画线标出船关系,直接转移至船架。

2. 利用蜡船确定上下颌关系　患者口内余留牙仍可保持上下颌的垂直关系,但牙尖交错位不够稳定,此时可利用天然牙和咬合记录来确定船关系。此处以蜡船为例介绍:在开始咬合记录之前,指导患者正确地闭口至牙尖交错位,将蜡片烤软,叠 1~2 层宽约 1cm 蜡条,置于患者下颌牙列的船面上,嘱其做牙尖交错咬合,校正无误后待其变硬,从口内取出在水中冷却。蜡船放在模型上,对好上下颌模型,即可获得正确的颌位关系。

3. 利用船堤确定上下颌关系　单侧或双侧游离端缺失,缺牙间隙较大,或上下颌模型无法确定牙尖交错位以及咬合关系者,但仍有余留牙可维持垂直距离时,可以在模型上制作暂基托和船堤,放入患者口中嘱其做牙尖交错位咬合,取出船堤记录放回到模型上,依照船堤提供的咬合印记,对准上下颌模型,即可取得正确的颌位关系。当口内有余留天然牙,但无殆接触存在时,如患者一侧为牙列缺损,一侧为牙列缺失,记录颌位关系同全口义齿。

(八) 工作模型观测

1. 确定义齿就位道　方法同前。

2. 描记观测线　方法同前。模型上观测线与倒凹边界线之间的区域即为倒凹区,除固位卡臂尖外,义齿任何其他坚硬的部分都不能进入此区域,模型填倒凹时此区域应完全填满。

3. 基牙固位倒凹深度的定位与测量　先根据义齿的初步设计,确定基牙卡环固位卡臂尖的位置。根据卡环固位臂的材料和制作方式选择不同型号的测量尺:铸造 CoCr 合金固位卡臂尖进入倒凹深度为 0.25mm;铸造金合金固位卡臂尖进入倒凹深度为 0.5mm;弯制钢丝固位卡臂尖进入倒凹深度为 0.75mm。

4. 模型定位　方法和要求同前。

(九) 试戴

1. 美观检查　应检查面下 1/3 垂直距离是否合适,面型是否自然协调,鼻唇沟深度是否适当,患者微笑时前牙外露是否自然以及面中线是否偏斜等。

2. 基托检查　应检查基托边缘是否到位,是否影响软组织的活动。

3. 殆检查　检查牙尖交错位时后牙咬合是否平衡,有无翘动。牙尖交错位、前伸殆及侧方殆时是否有早接触、殆干扰,用双手检查颞肌收缩是否对称有力。

(十) 义齿初戴及调改

1. 义齿就位　义齿初戴时,应按义齿设计的就位道方向戴入,轻轻施以压力,观察义齿能否顺利就位,如有较大阻力,应分析原因并加以修改,不可强行戴入。

(1) 义齿就位困难的原因及处理方法

1) 卡环过紧:卡环过紧时先调整卡环臂、磨除多余的树脂,少量磨除相应基牙牙体组织,若需磨除过多基牙才能就位则应重新制作卡环。

2) 基托、人工牙等进入倒凹区:若调改基托和人工牙邻面能使修复体顺利就位,而不影响牙列修复效果和造成食物嵌塞可直接调改,否则应制取印模重新制作。

3) 殆支托移位:若移位较小,可磨改殆支托或基牙支托凹相应部分使义齿完全就位;若移位较大,则应取模重新制作殆支托,甚至修复体。

4) 义齿变形:轻度变形可通过基托调改、加衬等措施纠正,若明显变形则应取模重新制作修复体。

(2) 义齿就位后的检查

1) 卡环、支托:卡环应与牙面密合,卡环臂端在倒凹区内,卡环体在非倒凹区,卡环臂不能压迫牙龈缘组织。殆支托与支托凹密合,殆支托、卡环体不影响咬合。另外,义齿就位后固位体不能推挤基牙。

2) 基托:义齿就位后应检查基托边缘是否过长,有无妨碍唇、颊、舌活动,过长者应予以磨改。基托组织面是否对覆盖的软组织产生压痛,若有压痛,则应用压力指示剂检查并磨改基托的早接触部分。

3) 义齿的固位与稳定:义齿就位后应检查其固位力与稳定性,若发现义齿的固位力或稳定性不佳时,应找出原因并及时处理。

2. 义齿的调殆　缺牙较多致上下颌牙无正常殆接触的胶托式可摘局部义齿,应检查其垂直距离是否合适,正中关系是否正常。若颌位正常还应检查牙尖交错位,主要检查覆殆、覆盖是否正常,有无早接触点和低殆,再检查非牙尖交错位有无早接触或殆干扰。覆殆、覆盖不够,容易造成咬唇或咬颊。前牙应重新排牙,后牙应考虑加厚上颌颊侧基托或上颌牙颊侧,也可考虑适当磨改下颌牙颊侧,但不能影响咬合接触。人工牙有无高殆、低殆,咬合有高点、早接触者,应结合非牙尖交错位时咬合进行调磨,使人工牙和天然牙都有均匀接触,若个别牙无接触或低殆,可用自凝树脂恢复咬合关系。

3. 戴牙后医嘱

(1) 取义齿时最好推拉基托,而不是推拉卡环。切忌使用暴力或用牙咬义齿就位,以免义齿发生折断或损坏。

(2) 初戴义齿时,口内有异物感、恶心、语言不清、咀嚼不便等现象,戴用1~2周后即可改善。

(3) 初戴义齿时不宜咬硬物和切咬食物,待习惯后再吃硬物或切咬食物。

(4) 义齿戴用一段时间后,如有疼痛现象,应及时就诊。但必须在复诊前2~3小时戴上,以便医师准确找到压痛点并加以修改。

(5) 义齿应保持清洁,饭后和睡前应将义齿刷洗干净,用清水蘸牙膏刷洗即可。

(6) 为减轻支持组织负担,夜间最好不戴义齿,取下义齿浸泡在冷水中或义齿清洁液中,切忌置于开水或乙醇溶液中。

【修复后可能出现的问题及处理】

（一）修复后可能出现的问题及处理方法

1. 疼痛

（1）基牙疼痛（表 4-2-2）

表 4-2-2 基牙疼痛的原因及处理

基牙疼痛的原因	处理方法
基牙敏感、𬌗面磨耗或𬌗支托预备过深	脱敏治疗，调节卡环臂位置
卡环体或基托过紧	将过紧部分稍磨改，可磨去少量基牙釉质
咬合过高	调𬌗处理

（2）软组织疼痛：通常软组织的局部疼痛通过适当磨短基托边缘、去除粒状突起能够缓解。在硬区、骨性隆突、牙龈缘、系带等处缓冲不足时，应在基托相应处进行缓冲处理。对于较大面积黏膜压痛及红肿，可采用扩大基托支持面积，增加间接固位体或𬌗支托数目，人工牙减数减径，调𬌗以解除𬌗干扰等方式缓解。

2. 固位力、稳定性不良

（1）弹跳：卡环臂尖端未进入倒凹区，只需修改卡环臂即可。

（2）翘动、摆动、上下活动：需修改甚至重做卡环或𬌗支托。

（3）基托与组织不密合，边缘封闭差：基托重衬。

（4）基托边缘伸展过长：可将基托边缘磨短，避让各系带处。

（5）基牙固位形差（牙冠小或呈锥形）：可增加基牙数目或改变卡环类型。

（6）人工牙排列位置不当。

3. 义齿咀嚼功能差 升高咬合，加大𬌗面，改变𬌗面形态。

4. 义齿戴取困难 应调改卡环，磨改基托，耐心教会患者如何戴取义齿。

5. 食物嵌塞 选择适当的义齿就位道，尽量减小不利倒凹。

6. 发音不清晰 可缩小基托、调整基托厚度，调磨人工牙舌面，有时甚至需要重新排牙。

7. 咬颊、唇和咬舌 可调磨下颌颊尖、上颌舌尖以加大覆盖度，增加基托厚度推开颊肌，调磨过锐的牙尖，磨改下颌人工牙的舌面或重排，适当升高𬌗平面。

8. 恶心和唾液增多 通过磨改基托或重衬可解决。

9. 咀嚼肌和颞下颌关节不适 应停戴义齿；加高或降低垂直距离，恢复正确的咬合关系;调整咬合,消除早接触。

（二）义齿的修理

1. 卡环固位体的变形与折断　卡环变形或折断后可用冷弯的锻丝卡环来替代。

2. 𬌗支托折断　修理时首先应仔细检查𬌗支托凹深度宽度是否足够,否则应加深加宽,或适当磨改对颌牙尖。𬌗支托破损与折断一般采用激光焊接进行修理。

3. 人工牙的脱落与折断　磨除义齿上的残留牙冠及舌侧基托,选择大小、形态、颜色合适的人工牙修补。

4. 基托的重衬　义齿戴用一段时间后,随着口腔软硬组织发生一些增龄性变化,应在修复体整体情况尚可的情况下重衬来恢复义齿的稳定性。

（1）直接法重衬:是指直接在患者口腔内,采用自凝树脂加衬组织面的方法。适用于垂直距离稳定,咬合关系良好的病例。

（2）间接法重衬:适用于义齿需要重衬的范围较大或患者对重衬材料聚合过程过敏者。在基托组织面放印模材料,口内取印模,在口外完成基托组织面的重衬。

5. 余留牙拔除后增添人工牙、卡环　义齿修复后若有非基牙的天然牙缺失,仅增加个别人工牙,可直接用自凝树脂口内增加;若还需增加卡环、基托,则需要将义齿戴入口内取印模灌注模型后在口外修理;若余留牙缺失较多,应取模重做。

6. 基托折裂　若基托折断处能准确拼接,用蜡将基托粘固在正确位置并翻制石膏模型,在基托折断处两侧各磨成约 5mm 的斜坡,深达石膏面而不损坏石膏模型;在新鲜打磨的树脂基托表面滴少许单体溶胀;放置加强丝,方向与裂纹垂直;最后以自凝或热凝树脂修接。若基托折断处无法准确拼接,可将折断义齿戴入口中,连印模取下灌模、脱模,余同前。若基托仅为裂缝,未完全折断,可直接在义齿组织面灌注石膏进行基托修理。

（王琪　林映荷）

四、整铸支架式可摘局部义齿

【概述】

整铸支架式可摘局部义齿是以铸造支架为主要结构的一种修复形式。它一般由金属整体铸造支架和少量树脂(唇、颊侧及牙槽嵴顶处基板)构成,具有外形精确、体积小、异物感小等优点。整铸支架式义齿常用的合金材料为镍铬合金、金合金、钛及钛合金等。

【适应证】

整铸支架式可摘局部义齿适用范围较广,归纳起来有以下几点:

1. 适用于各种牙列缺损、游离端缺损或无法以固定义齿修复者。

2. 缺牙处空隙较大,基牙条件差者。

3. 缺牙伴有牙槽骨、颌骨、软组织缺损者。

4. 需要升高颌间距(殆垫式义齿)以恢复垂直距离者。

5. 患者不愿意调磨牙齿,无法行固定义齿修复;或主动要求可摘局部义齿修复者。

6. 腭裂患者需要以基托封闭裂隙者。

7. 拔牙后的即刻义齿或过渡性义齿。

【禁忌证】

1. 因精神残疾生活不能自理者,如痴呆症、癫痫、精神病等,对可摘局部义齿不便摘戴、保管、清洁,甚至有误吞义齿危险者。

2. 严重的牙体、牙周或黏膜病变未得到有效治疗控制者。

【器材选择】

整铸支架式可摘局部义齿所需的器械与可摘局部义齿所需的器械基本相同,不再赘述。

【操作步骤】

(一)口腔检查

同胶托式可摘局部义齿。

(二)修复前准备与面型评价

整铸支架式可摘局部义齿修复前准备与面型评价和可摘局部义齿修复基本相同,不再赘述。

(三)制取研究模型

方法见第三章第二节胶托式可摘局部义齿。

(四)灌注模型

方法见第三章第二节胶托式可摘局部义齿。

(五)研究模型的观测

观测模型是制作可摘局部义齿的重要步骤之一,其具体方法已在第三章第二节胶托式可摘局部义齿相关章节中详述。

（六）牙体预备

方法同胶托式可摘局部义齿。

（七）工作印模制取

工作模型的制取与研究模型的制取方法基本相同，参见前文。

（八）工作模型观测

工作模型必须是对一个新模型进行观测。具体观测方法见第三章第二节胶托式可摘局部义齿相关内容。

（九）完成支架

1. 复制耐火材料模型　复制耐火材料模型前应先在工作模型上填倒凹。在耐火材料上制作蜡型或塑料铸型，或者使用预成塑料铸型以避免铸型制作过程中损伤模型。金属支架最终在模型的表面铸造完成。

2. 带模铸造支架的熔模制作

（1）在耐火模型上设计并制作熔模：将石膏工作模型放回到观测仪的观测台上，将石膏工作模型上的设计转移到耐火材料模型上。可采用成品蜡件组合法或滴蜡成形法制作熔模。

（2）设置铸道：设置铸道时应注意按照铸件的体积适当地设计铸道的数目和粗细。应使各铸道长度大致相等，以便熔金能同时流至各处。带模铸造的铸道设置有正插铸道、反插铸道、垂直铸道和螺旋单铸道等方式，前两者最常用。

（3）包埋熔模：熔模包埋前需用毛笔蘸肥皂水或75%乙醇对表面进行脱脂和清洁，以改善表面的可湿性，然后用室温清水缓慢冲净。

（4）熔烧和铸造：熔烧前先进行低温烘烤去蜡，以免熔蜡损坏高温电炉。在去蜡过程中，应启动抽风排烟功能，以免蜡烟污染环境。完成焙烧后即可铸造。

（5）喷砂、打磨：喷砂过程中要不断转动铸件以均匀冲刷铸件的各个表面。喷砂完成后再切除铸道，并修整外形，然后进行打磨。打磨时要有适当的压力和速度，磨头应从粗到细，最后进行抛光。打磨过程中应注意保护卡环臂等突出部分，打磨头的旋转方向应与卡环、支托走向一致，避免发生折裂。

3. 整铸支架的脱模铸造法　脱模铸造法是在石膏工作模型上直接制作蜡型，安插铸道后将熔模从模型上取下，进行包埋与铸造。主要适用于结构较简单，体积较小的铸件，或用于分段支架的铸造。

（十）整铸支架式可摘局部义齿的分类设计

同胶托式可摘局部义齿。

（十一）支架试戴、咬合关系的转移及排牙

1. 支架的试戴　支架试戴是支架式义齿修复治疗的必须步骤。在建立最终的颌位关系之前,应在口内试戴义齿支架,仔细检查支架和𬌗支托的适合性,检查并消除任何干扰。任何来自支架本身的𬌗干扰都不应该在义齿初戴时才做进一步调整。

2. 确定牙尖交错咬合关系的方法　整铸式可摘局部义齿修复确定牙尖交错咬合关系的方法与胶托式可摘局部义齿的方法基本相同,此处不再赘述。

3. 上𬌗架　与胶托式可摘局部义齿不同的是,整铸式可摘局部义齿是在整铸支架完成后才上𬌗架。将上下颌模型与𬌗蜡记录固定在一起,浸泡于水中。然后调拌石膏将模型固定在𬌗架上,先固定下颌,再固定上颌。中线对准切导针,𬌗平面对准下刻线,前后正对𬌗架的架环,固定好有关螺丝,即完成上𬌗架。

4. 排牙　整铸式可摘局部义齿修复的排牙原则和方法与胶托式可摘局部义齿的方法基本相同,此处不再赘述。

（十二）义齿的试戴及完成

支架式义齿排牙完成后,应让患者在口内试戴。此时若发现存在问题可及时修改或返工。在将义齿戴入口内前,首先要在𬌗架上检查排牙是否正确,检查义齿是否存在𬌗干扰,然后将义齿蜡型戴入口腔后进行检查。

若涉及前牙,应检查牙的形状、位置、排列、中线、前牙切嵴线。嘱患者站立或端坐在椅位上,从正面和侧面观,检查患者外形是否自然和谐,唇部支撑是否足够,鼻唇沟、口角线是否与患者年龄适当。若涉及后牙,应检查后牙位置排列是否适当,是否有良好的尖窝接触关系,𬌗平面是否在舌侧缘或略低处。可用器械轻轻在下颌后牙中央窝及上颌后牙舌尖处加压,检查义齿是否具有在功能状态下的稳定。试戴中发现有问题要及时纠正,必要时重新确定颌位关系,重新排牙。

排牙经口内试戴修改合适后,即可将蜡型戴回模型,根据模型设计决定基托伸展范围。然后经装盒、填塞树脂、热处理、开盒和磨光等程序完成整铸支架式义齿的制作。

（十三）义齿的初戴

1. 义齿初戴时的注意事项　义齿戴入前应该先检查义齿基托边缘是否圆钝,唇侧基托、近基牙和上颌结节、下颌内斜嵴等部位是否有倒凹;基托组织面有无小瘤及残存石膏等。

义齿戴入时应按照所设计的就位道方向试戴,轻轻施压,观察其是否能顺利就位。戴入过程中,如患者有疼痛表现应立刻停止;如有阻力,切不可强行就位,应用红蓝咬合纸仔细检查分析原因并进行修改。如仅为卡环过紧,则可稍加调改;如为支架变形,则应返工重做。

2. 初戴后的检查与处理

(1) 卡环和𬌗支托:卡环应与基牙密合,卡环臂尖在倒凹区,卡环体在非倒凹区,𬌗支托与𬌗支托凹密合且不影响咬合。若上述部件稍有不密合者,可以稍加调整,必要时可对邻牙和对颌牙进行调磨。

(2) 基托:基托应与黏膜贴合,其边缘伸展适度,平稳无翘动,无压痛。否则,应检查压痛点、早接触点或其他原因,分别修改。

(3) 连接杆:连接杆若与黏膜有较大的间隙会导致食物嵌塞,唾液滞留不适;如接触过紧,则会产生压痛或损伤。对上述现象应仔细查找原因并调改。

(4) 𬌗关系:先检查牙尖交错位,后检查非牙尖交错位。如有早接触点,按常规方法调𬌗;如个别牙无咬合或低𬌗,可用自凝树脂加高恢复咬合关系。

【修复后可能出现的问题及处理】

整铸支架式可摘局部义齿修复后可能出现的问题及处理与胶托式可摘局部义齿基本相同,不再赘述。

整铸支架式可摘局部义齿的修理可分为以下几种情况:

1. 重衬　整铸支架式可摘局部义齿的重衬不适用于金属基托,只适用于金属树脂混合基托的修理,方法与胶托式可摘局部义齿的基本相同。

2. 修补　义齿在使用一段时间后,由于牙周组织和牙槽嵴情况的变化,金属的疲劳或使用不当,或修复体设计制作的缺陷等原因,义齿会发生折断、损坏,此时应该仔细检查折断的原因,并修理后才能继续使用。

(1) 卡环、𬌗支托的折断:卡环、𬌗支托折断的原因通常为被磨改过度、金属表面有钳印、裂痕,铸造不当使金属内部存在缩孔、砂眼、杂质,都会降低金属强度。处理方法为磨除参与的卡环和𬌗支托,并加大固位空隙,重新铸造卡环及𬌗支托,其连接部分的设计要合适。

(2) 人工牙折断、脱落或增添的处理:磨除义齿上残留牙冠及舌侧基托,但注意保留基托的唇侧龈缘,以保持原有基托颜色一致。具体方法与胶托式可摘局部义齿基本相同。

(屈依丽　林映荷)

五、美学和应力中断特殊设计的整铸支架式可摘局部义齿

【概述】

应力中断支架设计从生物力学角度出发,采用分裂式支架设计,改变传统义齿的受力方式,使咬合力分散到整个支架。基牙主要负责引导支架应力传导,而非承受咬合力,极大程度上减少了基牙受到的扭力,达到基牙保护的目的,应力中断支架设计为游离端缺牙的修复治疗提供了更好的解决方案。

美观卡环是将美观与功能兼顾、平衡的卡环,它创新性地将分析设计的理念融合到卡环的设计中,通常放置于美学区域牙位上,固位源自基牙上隐蔽的美观固位区。患者在进行说话、微笑等日常功能活动时不暴露或不易暴露金属,在不提高费用的情况下,根据患者实际情况最大程度提升美观性,为美学区域的活动修复治疗提供了更好的解决方案。

【适应证】

(一)应力中断设计适应证

1. Kennedy I 类双侧后牙游离缺失,余留牙数多于 6 颗者。

2. 死髓牙、氟牙症、四环素牙等变色牙,患者对美观要求较高者。

3. 基牙牙周组织受损,基牙轻度松动者。

(二)美观卡环设计适应证

适用于缺牙区域涉及微笑暴露区的前牙和前磨牙者。

【禁忌证】

(一)应力中断设计禁忌证

1. 后牙缺失,仅有 6 颗前牙保留者。

2. Kennedy III 类缺牙区前后均有天然牙存在的单侧缺失者。

3. Kennedy IV 类位于天然牙列前方跨中线的缺失者。

(二)美观卡环设计禁忌证

多颗倾斜牙齿、倒凹过大,需过度修改外形者。

【器材选择】

1. 器械选择　同整铸支架式可摘局部义齿。

2. 材料选择　同整铸支架式可摘局部义齿。

【操作步骤】

(一)美学分析

这个过程包括对患者面容、笑容以及牙列的分析及设计。分析设计工作

对活动义齿最终的美观效果起到决定性作用。

1. 面容分析 对患者下颌姿势位面容的观察、判断和信息记录。主要记录颜面部各表面标志的位置与形态；面下 1/3 正面、侧面解剖形态及面下 1/3 高度。

2. 笑容分析 通过面下 1/3 正面观、侧面观和动态笑容分析观察微笑暴露区，确定美学区域牙位，初步选择美观基牙。

3. 牙列分析 分析患者的研究模型。首先判断患者是何种牙列缺损类型，然后将初选美观基牙结合研究模型，最终确认基牙。通过模型观测确定基牙美观固位区，最后根据美观固位区挑选合适的美观卡环。

（二）整铸义齿的特殊设计——应力中断设计

1. 应力中断设计 双重大连接体：可移动部分位于腭后部，与缺牙区支架相连；不可移动部分位于上腭前部，与小连接体相连，再连接卡环，起到应力中断作用。

2. 大连接体设计 参数的调整：大连接体的长度、几何形状、支持组织位置这三个参数，医师可以通过个性分析和设计来进行改变，如设计更短、更厚且弯曲的连接体形状，增加硬度，使形状多样化。

由于上颌承托区面积较大，设计时可以适当加大连接体面积，减少支架移位的可能。

（三）整铸义齿的特殊设计——美观卡环设计

1. 美观卡环的选择

（1）肯氏Ⅰ类、Ⅱ类，远中游离缺失者：C 形卡环，L 形卡环，改良 RPI 卡环和 RPT 卡环都适用。若缺牙数较多，应放置间接固位体以平衡受力，可以设计可摘义齿的支持方式为黏膜支持式，黏膜承担起主要支持作用。

（2）肯氏Ⅲ类，缺失牙列的缺隙前后都有基牙者：义齿为牙支持式。此种支持方式通常能提供良好的固位、支持、稳定作用，所有美观卡环都适用。

（3）肯氏Ⅳ类，前牙缺失者：美观基牙一般都位于美学区域牙位。从美观的角度考虑，缺隙侧基牙上要避免设计颊侧卡环，可以使用邻面固位美观卡环：前牙邻面板式卡环、Twin-Flex 卡环等。邻面固位美观卡环必须搭配其他卡环一起使用，否则不能满足固位力需求。

如果缺失牙不多，可以只在缺隙侧基牙上放置邻面板。缺失牙较多时，为了避免义齿下沉，要在基牙上放置殆支托。

2. 支托的位置和数量选择

（1）上颌支托：对于肯氏Ⅰ类、Ⅱ类游离缺失，支托的设计要注意：

1）支托数量：肯氏Ⅰ类≥2个；肯氏Ⅱ类≥3个。

2）支托位置：游离端支托设计在基牙近中；间接固位体支托远离游离基托边缘。

（2）下颌支托：原则上要有三个以上的支托来分担𬌗力。如下颌基牙数量少，应增加义齿基托面积来增强𬌗力的分散。

（四）牙体预备、印模制取、整铸支架的试戴及调整、咬合关系记录及转移、排牙、试戴及面形功能评估，调改、修复体的戴入及咬合调改，义齿抛光完成，同整铸支架式可摘局部义齿。

（于海洋　张　靓）

第五章

牙列缺失的全口义齿修复

第一节 全口义齿修复的诊疗常规

【概述】

牙列缺失是指各种原因导致的上颌或(和)下颌牙列全部缺失,牙列缺失后的颌骨又称为无牙颌。导致牙列缺失最常见的两个病因是龋病和牙周病,此外还有外伤、不良修复体和发育异常等。

【常规检查和诊断】

(一) 病史采集

全口牙缺失对面形的影响较牙列缺损患者更加明显,唇颊部严重塌陷,并且由于牙是发音的辅助器官,全口牙列的缺失对发音的影响也尤为严重。全口牙缺失后影响消化功能,既改变了患者面部的正常形象,变得苍老,又导致说话漏风,发音不清等,这些变化必然影响到个体的心理状况,只是程度有所不同。因此,注意收集相关的病史资料从而制作出高质量的全口义齿,弥补牙列缺失给患者带来的各种影响。其他同可摘局部义齿部分。

(二) 口腔一般情况

注意无牙颌与全口义齿相关的特殊解剖标志。

1. 牙槽嵴　表层为高度角化的鳞状上皮能承担较大咀嚼压力,将整个口腔分为口腔前庭和口腔本部。

2. 口腔前庭

(1) 唇系带;

(2) 颊系带;

(3) 颧突:需缓冲;

（4）上颌结节；

（5）颊侧翼缘区：可尽量延伸；

（6）远中颊角区：伸展有一定限度。

3. 口腔本部

（1）切牙乳突：需缓冲。参考标志：两上颌中切牙交界线以此为准，上唇面应置于切牙乳突中点前。两侧尖牙牙尖顶的连线应通过切牙乳突中点前后1mm 范围内。

（2）上颌硬区：义齿应缓冲。

（3）腭皱：位于上颌腭侧前份腭中缝的两侧，为不规则的波浪形软组织横嵴。

（4）腭小凹：位于上颌腭中缝后部，上颌全口义齿后缘应在腭小凹后 2mm。

（5）颤动线：分为前颤动线和后颤动线，上颌全口义齿组织面在此区形成后堤，增加固位。

（6）翼上颌切迹：上颌全口义齿两侧后缘的界限。

（7）舌系带：义齿应形成切迹。

（8）舌下腺：相应的义齿舌侧基托边缘不应过长。

（9）下颌隆突：义齿应缓冲。

（10）"S" 切迹：口底上升时的最高点，位于下颌骨内缘。

（11）下颌舌骨嵴：有不同程度的倒凹，义齿应缓冲。

（12）舌侧翼缘区：基托应有足够的伸展。

（13）磨牙后垫；位于下颌最后磨牙远中牙槽嵴远端的黏膜软垫，覆盖在磨牙后三角上，其前 1/3 或 1/2 处为下颌全口义齿的后边界。

（三）咬合关系

下颌弓对上颌弓的位置关系分为前后左右的水平关系和上下的垂直关系。

1. 水平关系　　重点观察下颌牙弓对上颌牙弓在前后方向上的位置关系。

2. 垂直关系　　指颌弓的上下关系，上下颌牙槽嵴之间的距离，即颌间距离。

（四）影像学检查

牙槽骨是随着牙胚的发育、牙的萌出而不断改建，因此牙槽突是颌骨的一部分，由内、外骨板组成。牙槽突又因咀嚼功能的不断刺激而发育并得以保持，牙缺失后咀嚼功能丧失，牙槽突得不到正常的生理刺激，逐渐吸收、萎缩。牙槽嵴为全口义齿提供固位与支持，注意患者牙槽嵴的情况，必要时借助影像学手段。

【常用修复体】

常用修复方法：

1. 黏膜支持式；
2. 种植体和黏膜支持式；
3. 种植体支持式。

【修复方案决策】

全口义齿修复方案决策树（图 5-1-1）

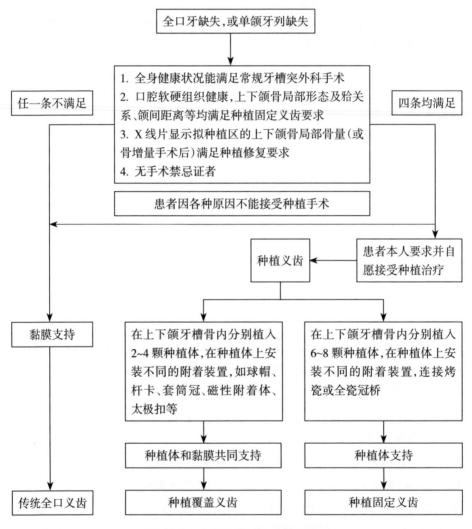

图 5-1-1　全口义齿修复方案决策树

第二节　传统全口义齿修复的操作常规

一、传统全口义齿

【概述】

全口义齿是为牙列缺失患者制作的义齿,其靠基托与无牙颌黏膜组织紧密贴合及边缘封闭产生的吸附力和大气压力,使义齿吸附在上下颌牙槽嵴上,恢复患者的缺损组织和面部外观,恢复咀嚼和发音功能,由义齿基托覆盖下的黏骨膜和骨组织承担义齿的咬合压力。

【适应证】

无牙颌患者。

【禁忌证】

精神病或生活不能自理,有吞服义齿危险的患者不适用,还有对塑料过敏、对义齿异物感明显又无法克服的个别患者。

【器材选择】

传统全口义齿修复诊疗步骤及相应器材选择(表 5-2-1)。

表 5-2-1　传统全口义齿修复诊疗步骤及相应器材选择

诊疗步骤	器材选择
初印模制取	托盘、印模材料
个别托盘制备	树脂光固化托盘材料、边缘整塑材料、印模材料
工作印模制取	印模材料
咬合关系及转移	蜡片、简单𬌗架或半可调𬌗架或全可调𬌗架
排牙	蜡片、蜡刀、雕刀、酒精灯
试牙	蜡片、蜡刀、雕刀、酒精灯
戴牙	慢速直机、打磨石
修补	自凝材料

【操作步骤】

1. 口腔检查及功能评估

(1) 检查患者颌面部有无畸形、缺损,左右是否对称,面下 1/3 高度与面部比例是否协调,上唇部的丰满度,上唇的长度且是否左右对称,上唇运动时左右长短有无明显差别;侧面观面型属于直面型、凹面型,还是凸面型;下颌位置有无习惯性前伸和偏斜;下颌张闭口运动有无偏斜,颞下颌关节区有无疼痛、弹响、张口困难等颞下颌关节紊乱综合征的症状。

(2) 拔牙伤口是否愈合,了解牙槽嵴吸收的稳定程度等。

(3) 检查颌弓的形状和大小,应注意上下颌弓的形状和大小是否协调,上下颌牙槽嵴吸收情况是否一致。

(4) 上下颌弓的位置关系:同前。

(5) 上下唇系带的位置:检查上下唇系带的形状和位置,是否与面部中线一致。

(6) 腭穹隆的形状:腭穹隆较高,不利于义齿固位;腭穹隆较平坦,有利于义齿固位;腭穹隆形态介于两者之间,亦有利于义齿固位。

(7) 肌肉的附着:唇颊舌肌、系带附丽点的高低与义齿的固位有密切关系。

(8) 舌的位置和大小:牙列缺失患者的舌体由于失去了牙列的限制常变大。

(9) 对旧义齿的检查:特别要了解患者对旧义齿有哪些不满以及旧义齿存在的问题,从而有针对地进行解决。

2. 研究模型的制取及修复计划的制订 在口腔内,对无牙颌的四个区:主承托区、副承托区、边缘封闭区和缓冲区,根据每位患者自身条件的差异更好地进行划分,都离不开研究模型。

3. 修复前准备 修复前口腔检查,如果需要施以口腔内科治疗或外科手术,处理时应根据患者的年龄、全身健康状况,拔牙的时间、剩余牙槽嵴的质和量综合考虑,特别注意以下情况:

(1) 残根:有残根者若牙根明显松动则应拔除;牙根稳固,经拍摄 X 线片,骨吸收不超过 2/3 者,可将其保留。

(2) 尖锐的骨尖、骨突和骨棱:在牙槽嵴上有尖锐的骨尖、骨棱、骨突及形成了明显倒凹的患者,应先施以骨尖、骨突修整术。若范围很小或不很显著则在相应的基托组织面做适当缓冲即可。年迈体弱的患者应尽量减少手术。

(3) 上颌结节:上颌结节区对于上颌全口义齿的固位很重要。如果上颌结节过分突向颊侧形成明显的倒凹,就会严重影响义齿的就位。若是两侧上颌结节都很突出,可只修整较大的一侧,另一侧可在基托组织面进行适当的缓冲,或是改变义齿就位方向。如果同时上颌前牙唇侧牙槽嵴也突出时,则必须修整过突的部分。

(4) 下颌隆突:下颌隆突过大,其下方形成明显倒凹,不能用缓冲基托组织面的方法解决者,在修复前应做外科修整。

(5) 唇、颊沟加深:若唇、颊沟过浅而影响义齿基托边缘伸展,义齿常因唇、颊肌肉活动而造成脱位,可做唇、颊沟加深术。

(6) 唇、颊系带成形:当牙槽嵴吸收后呈低平者,唇、颊、舌系带附丽点过高,易破坏边缘封闭而造成义齿脱位。因此,最好在修复之前做系带成形术。

(7) 松软牙槽嵴:取印模时,松软组织受压变形将影响印模的准确性。可选用合适的有孔的无牙颌托盘,轻压就位,以减小松软牙槽嵴变形而形成较合适的印模,一般不主张手术切除。

(8) 黏膜组织:如果义齿基托边缘过长,黏膜长期受慢性刺激形成增生性黏膜组织,应嘱患者停戴义齿,修改基托边缘,待组织恢复正常后,再重新修复。如增生的组织不能消退,应采取手术切除。

4. 个别托盘的制作

(1) 个别托盘的制作

1) 初模型画线与处理:在初模型上画出基托最大伸展边缘线,再确定个别托盘边缘(一般较前者范围缩小 2mm)。

2) 制作流程:在处理好的初模型表面均匀涂布一层分离剂。将光敏树脂预成片均匀按压在模型表面,使其贴合。用锐利的雕刀沿个别托盘边缘线连续切下,收集多余树脂,捏成手柄状置于托盘前牙区。将制作成形的个别托盘连带模型(模型在下、树脂面朝上)放入专用箱式光固化机。树脂固化后取下个别托盘,用低速手机和大钨钢钻修整、打磨边缘,布轮与抛光砂抛光,在边缘形成内侧高于外侧的小斜面,便于和边缘整塑材料结合。

3) 口内试戴:将制作好的个别托盘置于患者口内试戴,检查托盘边缘伸展范围、各系带避让处是否合适,有无浮动,可根据情况进行标记修整。

(2) 个别托盘的边缘整塑:以边缘整塑蜡为例。

1) 将成品边缘整塑蜡棒于酒精灯上烤软,添加在个别托盘边缘上,置于60~70℃恒温水浴箱中浸泡 5 秒,取出后手指初步塑形。

2) 动作轻柔地放置于患者口内,就位后医师方可进行整塑。上颌托盘颊部整塑主要通过医师轻轻按压患者面颊部并嘱咐其左右摆动下颌、撅嘴来进行;轻轻按压并向下牵拉上唇、嘱咐患者做吸吮动作可成形唇系带区域;后缘区边缘整塑是由嘱咐患者做吞咽动作来完成。

3) 边缘整塑完成的个别托盘应具有良好的固位效果,在口内试戴脱位时可有"吸水声",注意要去除托盘组织面多余的整塑材料,上颌托盘后缘组织面上的整塑材料/印模膏应削成平滑斜面。

5. 工作印模的制取

(1) 回切托盘边缘材料：将个别托盘边缘的整塑材料在高度和宽度上均匀削去 1mm，留出后续终印模材料的溢出通道。

(2) 准备印模材料：选取流动性好、有弹性的印模材料，用调拌刀将藻酸盐材料均匀涂布于个别托盘中，印模材料应完全覆盖托盘边缘并越过边缘覆盖托盘外表面 4~6mm。

(3) 口内取模：制取上下颌印模前均须用纱布快速的擦去牙槽嵴顶和上腭的唾液。

1) 制取上颌终印模：将盛有印模材料的托盘旋转放入口内，向上、后完全就位。托盘手柄应和面中线在一条直线上，手指在托盘双侧均匀施加中等压力，同时进行肌功能整塑，即一只手稳定托盘，另一只手向下牵拉患者嘴唇，轻压面部帮助边缘成形。

2) 制取下颌终印模：牵拉开唇颊组织，旋转放入托盘，将手指置于下颌个别托盘手柄上方，使托盘完全就位，完成肌功能整塑。

(4) 检查印模：印模材料完全固化后，将托盘取出，去除多余的印模材料。

(5) 处理终模型：用模型修整器进行修整，磨除多余的石膏菲边，用工作刀修整模型边缘的围堤，围堤边缘修成小斜面，尽量消除倒凹。要求终模型底面和外侧边缘平整光滑。

6. 咬合关系记录及转移

(1) 基托的制作：蜡基托的制作方法是将两层蜡片烤软黏合在一起，轻按蜡片于模型上使蜡基托与模型表面紧密贴合，增力丝埋入舌腭侧基托中，形状与牙槽嵴舌腭侧的组织面大体一致，上颌𬌗托近后缘也要埋入横行的增力丝。

(2) 𬌗堤的制作：将红蜡片在酒精灯上烘烤，反复折叠卷成 8~10mm 直径的蜡条。参考石膏终模型形态，将烘软的蜡条弯成与颌弓形态一致的弓形，按压在暂基托上牙槽嵴的位置形成𬌗堤雏形，用热蜡刀将𬌗堤底部与暂基托粘固，切除𬌗堤远中过长的部分。

(3) 上颌前牙区𬌗堤调整：将上颌𬌗托戴入患者口内，检查患者在自然状态下面部的丰满度，检查上唇外观是否塌陷或过突，左右是否对称。

(4) 口内𬌗平面确定：患者取端坐位，医师将上颌𬌗托戴入口内，用𬌗平面规置于上颌𬌗堤𬌗平面上，检查𬌗平面的位置，然后进行相应的调整。要求正面观𬌗堤平面的前部位于上唇下缘下方 1~2mm，𬌗平面与患者瞳孔连线平行，侧面观殆平面与鼻翼耳屏线平行。

（5）蜡堤宽度修整：用蜡刀修整殆堤宽度，要求前牙区为 3mm，前磨牙区为 6mm，磨牙区为 8mm，殆堤后端修整成斜坡状。

（6）通过下颌姿势位间隙法、面部外形观察法等预先测量好患者面下 1/3 垂直距离。烤软的蜡卷弯成马掌形黏在下颌基托，迅速引入口中就位，同时利用直接咬合法，医师置两示指于下颌牙槽嵴的第二前磨牙和第一磨牙处，嘱患者轻咬，示指滑向殆堤的颊侧，引导患者咬在正确的水平位置，让患者继续用力缓慢咬合，直至垂直距离达到预先确定的距离。

（7）水平关系记录方法：直接咬合法包括卷舌后添法、吞咽咬合法、后牙咬合法等。

（8）完成颌位记录：要反复再核对患者垂直距离是否合适，正中关系是否正确，以及检查殆平面是否合适等。

（9）殆堤刻画标志线：将上颌殆托戴入患者口内，用蜡刀在殆托唇面刻画中线、口角线、唇高线和唇低线。

（10）固定颌位关系：在确认了患者咬合稳定、紧密后，用热蜡刀将上下颌殆堤黏合在一起，或用钢丝弯制成 U 形后加热插入上、下颌殆堤固定。待蜡冷却后，将上、下颌殆托整体从口内取出，用冷水冲洗。

7. 排牙　选择合适大小、形态及颜色的人工牙进行排牙。一般情况下，排牙顺序如下：

上颌前牙：依据上殆堤的外形。

下颌前牙：依据殆堤外形和上颌前牙的排列位置。

上颌后牙：依据下颌后牙的排列位置。

下颌后牙：依据前牙的排列位置、磨牙后垫和剩余牙槽嵴顶的位置。

（1）前牙的排列（表 5-2-2）

表 5-2-2　前牙排列的位置

牙位		唇、舌向倾斜	近远中向倾斜	转向	与殆平面的关系
上颌	中切牙	接近垂直，切缘可稍向唇侧	垂直或颈部稍向远中倾斜	与前牙区牙槽弓曲度一致	切缘在殆平面上
	侧切牙	切缘稍向唇侧倾斜	颈部向远中倾斜	远中略转向舌侧	略低于殆平面 0.5~1mm
	尖牙	垂直或颈部向唇侧突出	颈部稍向远中倾斜	远中唇面与后牙槽弓方向一致	牙尖在殆平面上

续表

	牙位	唇、舌向倾斜	近远中向倾斜	转向	与𬌗平面的关系
下颌	中切牙	颈部略向舌侧倾斜	垂直	与牙槽弓曲度一致	稍高于𬌗平面
	侧切牙	垂直	颈部稍向远中倾斜	与牙槽弓曲度一致	稍高于𬌗平面
	尖牙	颈部稍向唇侧突出	颈部稍向远中倾斜	远中唇面与后牙区近牙槽弓方向一致	稍高于𬌗平面

（2）后牙的排列（表 5-2-3）

表 5-2-3　后牙排列的位置

	牙位	唇、舌向倾斜	近远中向倾斜	与𬌗平面的关系
上颌	第一前磨牙	颈部垂直或向颊侧倾斜	垂直	颊尖在𬌗平面上，舌尖离开约 1mm
	第二前磨牙	垂直	垂直	颊舌尖均在𬌗平面上
	第一磨牙	颈部略向腭侧倾斜	颈部略向近中倾斜	近舌尖在𬌗平面上，远舌尖离开𬌗平面约 1mm，近颊尖离开𬌗平面约 1mm，远颊尖离开𬌗平面约 1.5mm
	第二磨牙	颈部略向腭侧倾斜	颈部略向近中倾斜	舌尖离开𬌗平面约 1mm，近颊尖离开𬌗平面约 2mm，远颊尖离开𬌗平面约 2.5mm
下颌	前磨牙、磨牙	以上颌后牙𬌗面为准，对好牙尖交错位的𬌗关系		

8. 试牙及面形功能评估，调改

（1）义齿在𬌗架上的检查

1）检查基托：义齿基托边缘伸展是否适当，基托在模型上是否稳定。

2）检查排牙：前牙是否有正确的覆𬌗、覆盖关系，后牙是否排列在牙槽嵴顶连线适当的位置。

（2）义齿蜡型戴入口腔后的检查

1）局部比例是否协调：嘱患者端坐在椅位上，从正面和侧面观，患者外形是否自然和谐，鼻唇沟、口角线是否与患者年龄适合。

2）检查颌位关系：医师双手手指分别放在患者两侧颞部，嘱患者反复做牙尖交错位的咬合动作，若能感到双侧颞部肌肉收缩的明显动度，说明下颌没有前伸;若双侧肌肉动度一致,说明下颌没有偏斜。

3) 检查前牙:检查牙的形状、位置、排列、中线、前牙切嵴线,以及前牙与唇的关系。前牙与唇的关系包括在牙尖交错位、下颌姿势位、发音和微笑时的情况。检查下颌前牙与下唇的位置关系,下颌前牙应略向唇倾,唇侧基托应略有凹陷,与口轮匝肌位置应适当。

4) 检查后牙:后牙位置排列是否适当,𬌗平面是否在舌侧缘或略低处。从颊侧观,后牙在牙尖交错位时是否有稳定的尖窝接触关系,将拇指和示指分别放在上颌𬌗托前磨牙区颊侧,让患者仅做咬合动作,蜡托应平稳不翘动。从正面观,下颌后牙的𬌗平面应等于或略低于舌背和侧缘的移行部舌侧缘处。

5) 检查基托:检查基托边缘是否合适,尤其上颌后缘、下颌磨牙后垫处。检查后堤是否已制作,如取印模时尚未在后缘区加压,此时根据后缘可压迫状态,进行模型修整。检查基托外形是否影响唇、颊、舌肌的活动。

6) 检查垂直距离和发音:检查上颌前牙腭侧蜡型是否合适。嘱患者发含"斯"的舌齿音,如垂直距离过高,则发音会有些困难。

试戴中发现有问题要及时纠正,必要时重新确定颌位关系,重新排牙。

9. 修复体的戴入及咬合调改

(1) 义齿就位的检查:义齿若不能就位可进行磨改。不能磨除过多,也不能破坏边缘封闭,否则影响义齿固位。

义齿就位后要检查义齿是否平稳,检查时用双手的示指分别放在两侧前磨牙区𬌗面,左右交替加压。如有左右翘动,上颌义齿常由硬区相应基托组织面未做缓冲引起;下颌多是由外斜嵴、下颌隆突区相应的基托组织面未做缓冲引起。经过适当的缓冲,翘动就会消失。如经过缓冲仍有翘动,要考虑基托变形,或印模、模型不准,常需重做。

(2) 义齿基托的检查:包括边缘长短、磨光面形态和组织面压力点的检查。检查义齿组织面是否有尖锐的突起或树脂小瘤,如有应在戴义齿前将其磨除。

(3) 颌位关系检查:戴全口义齿可能会出现下颌后退、下颌偏斜或前牙开𬌗现象。如果发生上述现象,严重者需重新确定颌位关系并重做义齿;不严重者可再次上𬌗架,口外进行调𬌗磨改。

1) 下颌后退:确定颌位关系时,如果患者做了前伸动作未被及时发现,戴义齿时下颌回到牙尖交错位,就会出现下颌义齿后退现象,表现为上下颌前牙水平开𬌗,垂直距离增高。如果仅有很小范围的后退,可重新上𬌗架适当调改有关的牙尖即可。若后退范围较大,必须返工或重做。

2) 下颌偏向一侧:确定颌位关系时,如果患者下颌偏向左侧,戴牙时下颌会出现偏向右侧的现象,表现为上下颌义齿中线不一致,应重新制作上颌或下颌义齿,有时需重做上、下颌义齿。

3) 前牙开𬌗:轻度开𬌗者,可重新上𬌗架磨改后牙牙尖,严重者应返工重排后牙,但应鉴别有无假性开𬌗。

(4) 咬合调改:调整咬合,建议用牙弓形状咬合纸或双侧同时进行咬合检查,避免诱导患者单侧咀嚼。

1) 牙尖交错位咬合早接触:早接触出现在支持尖及其相对的中央窝和近远中边缘嵴之间。选磨牙尖交错位的早接触点时,主要选磨与早接触支持尖相对应的近远中边缘嵴和中央窝。

2) 侧方𬌗的𬌗干扰:牙尖交错位用红色咬合纸检查,侧方和前伸𬌗用蓝色咬合纸检查。选磨少数有蓝色咬合印记的非支持尖上的𬌗干扰点,每次只选磨单颌,换咬合纸检查,反复调磨,直到所有非支持尖都有接触点为止。注意上下颌尖牙是否妨碍侧方𬌗运动,如有干扰,选磨下尖牙的唇斜面或上颌尖牙的舌斜面,通常以选磨下颌尖牙为主,选磨上颌尖牙时不可选磨过多而短于上颌切牙。

3) 前伸𬌗干扰:前牙接触而后牙不接触时,选磨下颌前牙唇斜面为主,在不影响美观的前提下,上颌前牙舌侧面也可以调磨,直至至少两侧第二磨牙都有接触为止。后牙接触前牙不接触时,选磨上颌牙尖的远中斜面或下颌牙尖的近中斜面,直到前后牙至少达到三点接触为止。

10. 义齿抛光   将初戴过程中调磨过的部位进行抛光,步骤见牙列缺损的可摘局部义齿修复。

11. 医嘱   在全口义齿初戴时,为了使患者尽快适应义齿和发挥义齿的功能,帮助患者对使用义齿有正确的认识和了解,正确地使用及保护义齿,应对患者作如下医嘱:

(1) 增强使用义齿的信心;

(2) 纠正不正确的咬合习惯;

(3) 进食问题;

(4) 保护口腔组织健康;

(5) 义齿的保护。

12. 全口义齿的修补

（1）基托折裂和折断的修理：若基托断端可准确对合者，用粘接剂暂时固定断端。在组织面灌注石膏模型便于碎片复位。将义齿取下，打磨扩大断裂部位，主要打磨磨光面，断面形成斜坡状。石膏模型上涂布分离剂，断面涂布树脂单体。调拌自凝树脂置于断裂处。若基托断端难以对合者，在口内用蜡恢复断端。后续步骤同牙列缺损的可摘局部义齿修复的相关内容。

（2）人工牙折断或脱落的修理：首先磨除残留人工牙和周围部分基托，可保留原来的唇侧基托利于美观。选择合适的人工牙，磨改后排列在义齿上，用蜡在舌腭侧将其固定并塑形。进行装盒冲胶。也可以直接用自凝树脂将人工牙直接粘固在基托上，并恢复舌腭侧基托的外形。

（3）全口义齿重衬：全口义齿戴用一段时间后，义齿组织面与黏膜的密合性降低，可以通过重衬（relining）的方法来解决。重衬即用一种新的基托材料对原有组织面进行再构成。重衬适用于义齿仅出现松动而颌位、咬合关系无明显改变者。

1）直接重衬法：清洗义齿，组织面除前磨牙牙槽嵴区域及基托边缘1mm区域外均匀磨除1mm形成粗糙面，以确定原有垂直距离。在义齿磨光面、牙面和口腔黏膜涂布分离剂，组织面涂布单体。将丝状期自凝树脂均匀涂布在组织面上后戴入口内，引导患者闭口至正中关系位，进行功能性整塑，整个过程要确保颌位关系是否与原来一致。树脂初步硬化后从患者口内取出。义齿完全硬固后戴入患者口内磨改。

2）间接重衬法：清洗义齿，组织面均匀磨除1mm。在组织面的尖牙和第二磨牙区域放置少量低流动性橡胶印模材料，形成4个止点，放入口内确定适宜的垂直距离再取出。将橡胶印模材料均匀涂布在组织面上。将义齿戴入口内，引导患者闭口至正中关系位，同时进行功能性整塑，整个过程要不断检查颌位关系是否与原来一致。印模材料硬固后取出，去除多余的印模材料后送技工室。

3）软衬法：对于黏膜薄、牙槽嵴呈刃状的患者，可进行义齿软衬。软衬即在组织面衬垫一层柔性材料（丙烯酸树脂、硅橡胶、氟化树脂等），补偿黏膜弹性。软衬方法如前所述包括直接法和间接法。软衬缺点主要在于材料易老化、细菌易定植、不易抛光等。

【修复后可能出现的问题及处理】

（一）疼痛

1. 过长、过锐的基托边缘　在临床中进行检查时容易发现，只需磨短和圆钝。

注意不宜磨除过多,以免破坏边缘封闭性。

2. 咬合不平衡

(1) 将下颌义齿戴在患者口中,使下颌义齿固定在下颌牙槽嵴上;

(2) 让患者下颌后退,在正中关系位闭合,上下颌牙有接触时不动;

(3) 如发现下颌义齿或下颌有滑动或扭动时,表示咬合时有早接触点,用咬合纸嘱患者反复于正中关系位行开闭咬合,找出早接触点部位,给予磨除以达到𬌗平衡。

注意牙尖交错位时第二磨牙早接触,下颌义齿前移,下颌前部牙槽嵴舌侧黏膜溃烂。常被误认为舌侧基托过长,如将边缘磨短,症状仍存在,必须注意检查和分析问题所在。

3. 组织局部压痛

(1) 将义齿组织面吹干,涂少许压力指示剂于疼痛部位相应的义齿组织面;

(2) 将义齿戴入口内就位,观察有无压力指示剂被挤出的痕迹,且与疼痛部位相对应,说明该疼痛是由局部压迫所致;

(3) 可用桃形石将该部位缓冲,吹干。反复上述过程,直至无指示剂被挤出的痕迹。

4. 垂直距离过高   当前牙覆𬌗不大时,可重新排列下颌后牙降低垂直距离,或重新做全口义齿。

(二) 食物嵌塞

当牙槽嵴存在不利倒凹时,可利用外科手术去除,同时需要患者加强口腔卫生和义齿清洗。

(三) 义齿性口炎

1. 停戴义齿,将义齿浸泡在 2.5% 碳酸氢钠溶液中。

2. 口含制霉菌素 50 万 U,每天 4 次,每次 1 片,口服维生素 B_2。

3. 用克霉唑软膏和金霉素软膏交替涂覆,1 个疗程为 2 周,一般需要 1~2 个疗程。

注意本病易复发。

(四) 全口义齿固位不良

1. 当口腔处于休息状态时,义齿易松动脱落:可采用重衬或加长边缘的方法解决。

2. 当口腔处于休息状态时,固位尚好,张口、说话、打哈欠时脱位。

(1) 应采用磨改过长或过厚的基托边缘,缓冲系带部位的基托,形成基托磨光面特有的外形;

(2) 适当磨去部分人工牙的颊舌面,减小人工牙的宽度。

3. 固位尚好,但在咀嚼食物时,义齿易脱位。

(1) 修改时应进行选磨调殆,消除牙的过早接触和牙尖的干扰;

(2) 将基托边缘磨短或磨薄。

(五) 修复体破裂折断

不同的折裂情况和部位,要采取不同的修理方法进行修理,详见前述"全口义齿的修补"。

注意事项:全口义齿制作流程复杂,影响最后使用效果的因素较多,同时,患者在使用过程中的配合也是非常重要的。因此,在全口义齿的制作过程中,医师应当按要求完成每一步,并指导患者积极配合。

二、生物功能性义齿

【概述】

生物功能性义齿修复系统(biofunctional prosthetic system),是一种遵循生物功能原则,充分利用患者口腔解剖条件和口腔情况,为疑难全口义齿的设计和制作提供了低成本高疗效的义齿修复系统。

【适应证】

同常规全口义齿。尤其适用牙槽嵴低平,使用传统全口义齿修复不能获得良好固位的全牙列缺失的患者。

【禁忌证】

同常规全口义齿。

【操作步骤】

1. 口腔检查及修复前准备　同全口义齿,但下颌除常规检查外,还要着重检查以下几方面:①牙槽嵴的形态及是否有足量的角化黏膜组织;②舌下黏膜转折处是否富含海绵样组织;③下颌舌骨后窝区是否有充分的空间利于义齿基托伸展;④磨牙后垫形态是否良好(梨形)。

2. 初印模制取　与传统全口义齿不同的地方在于初印模制取完成之后直接通过正中托盘和硅橡胶确定大致的垂直距离。

3. 终印模制取　在 BPS 义齿系统中,边缘整塑是通过患者的自主运动来成形的。

（1）上颌

1）用纱布擦拭口内唾液，上颌个别托盘边缘涂抹硅橡胶粘接剂，在托盘边缘放置边缘整塑材料。

2）口内就位上下颌托盘，嘱患者闭口，牵拉患者上唇向下运动，牵拉左侧第一前磨牙区颊侧黏膜向下、向后运动，右侧操作方法相同。

3）嘱患者做 5 个功能性运动（第一个动作为噘嘴，发"唔"音；第二个动作为后退口角，发"咦"音；第三个动作为用力吮吸操作者手指，收缩口角，一次成形最佳，避免多次运动；第四个动作为下颌左右摆动，去除上颌结节区多余材料；第五个动作为吞咽，咬肌收缩，进一步去除上颌结节区多余材料）。从口中取出托盘，修整过多的材料。

4）均匀地涂覆一层高流动性轻体材料放入上颌托盘，并再次放入患者口内，重复前面边缘整塑的步骤，修整过多的材料。

（2）下颌

1）用纱布擦拭口内唾液，下颌个别托盘边缘涂抹硅橡胶粘接剂，磨牙后垫区注入低黏性材料，从而减小其移位，除磨牙后垫区外，其余边缘注入边缘整塑材料。

2）口内就位上下颌托盘，嘱患者闭口，做 5 个功能性运动（噘嘴，发"唔"音，记录唇颊黏膜运动状态下的边缘；后缩口角，发"咦"音，记录唇颊黏膜运动状态下的边缘；张嘴，左右运动舌体，舌尖舔上唇，记录舌运动的边界；闭口位时用舌前推托盘舌侧，记录下颌舌骨肌收缩时口底的状态；吞咽，同时记录颊肌收缩时黏膜边界和口腔前庭的整体运动状态）。

3）取出托盘，去除多余的印模材料。

4）均匀地涂覆一层高流动性轻体材料放入下颌托盘，并再次放入患者口内，重复前面边缘整塑的步骤，修整过多的材料。

水平关系的确定使用哥特式弓，同传统可摘局部义齿。之前应确认垂直距离，并适当调节。用通用转移弓系统（UTS）进行面弓转移，上𬌗架。

4. 人工牙的选择和排牙　同传统全口义齿。

5. 试戴、调改　排牙完成的修复体在患者口内试戴，进行口内初步评价，除了同传统的全口义齿外，还应注意：

（1）基托形态：适当覆盖磨牙后垫，避让 Someya 肌腱膜；颊侧后部的抛光面形成凹面；下颌双侧侧切牙间的唇侧基托形成凹面的抛光面；下颌舌骨后窝区基托边缘菲薄并向下延伸 3mm；加厚的舌侧前部基托边缘。

（2）确认颊舌闭合点形成，即舌体侧方同颊黏膜在两侧磨牙后垫的上方均有紧密接触。

6. 修复体的戴入及咬合调改　同传统全口义齿。

7. 义齿抛光完成、医嘱　同传统全口义齿。

8. 修复后问题及处理　同传统全口义齿。

（郝　亮　梁　星　王　敏　高姗姗）

第六章

牙列缺损的固定 - 可摘义齿修复

第一节　牙列缺损的附着体义齿
修复的诊疗常规

【概述】

附着体（attachment）是一种为义齿提供固位和稳定的机械装置，作为义齿的固位体，它一般由紧密贴合的阴阳两部分组成，分别位于义齿支架内和基牙（种植体）上，通过两部分之间的力学作用，为义齿提供固位、稳定和支持。

【常规检查和诊断】

1. 常规检查

（1）牙列缺损的情况：包括缺牙的数目、位置、缺牙的原因。

（2）缺牙区的检查：拔牙窝是否完全愈合，缺牙区黏膜色形质有无异常，有无松软的牙槽嵴，缺牙区的骨量多少，颌间距离是否过低等。

（3）余留牙检查：包括牙体有无松动、倾斜、伸长、龋坏、牙体缺损，有无叩痛。如果有旧充填体，还要检查充填体是否密合，有无松动、微渗漏和继发龋。牙周探诊有无出血、有无牙周袋、牙石的量以及位置等。

（4）咬合关系：上下颌牙列的咬合关系，是否为正常的覆𬌗、覆盖，牙尖交错位、侧方𬌗、前伸𬌗有无早接触以及𬌗干扰。

（5）全身状况：有无高血压、冠心病、糖尿病、肝肾疾病等系统疾病。

2. 影像学检查　通过 X 线检查判断龋坏的深度，根管治疗是否完善，根尖周有无炎症，基牙周围牙槽骨的吸收情况等。

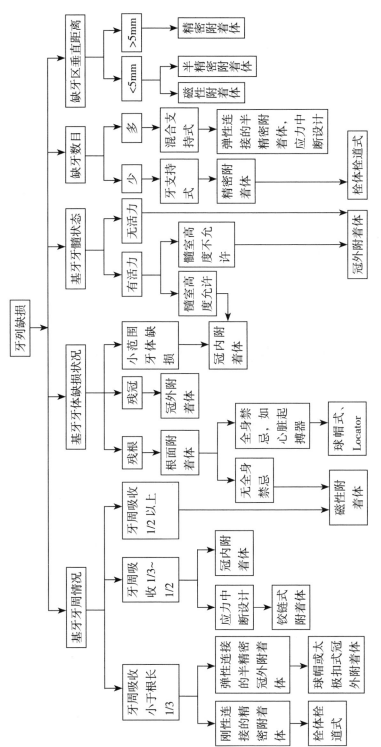

图 6-1-1 牙列缺损的附着体义齿修复的方案决策树

【常用修复体】

根据不同的划分标准，附着体可以进行如下分类（表6-1-1）：

表 6-1-1　附着体的分类

根据附着体固位力 来源方式	根据附着体 安放部位	根据附着体阴阳部 件间结合形式	根据附着体加工 精度
摩擦固位式附着体	冠内附着体	刚性附着体	精密附着体
机械自锁结式附着体	冠外附着体	弹性附着体	半精密附着体
定位锁固位式附着体	根面附着体		
磁性附着体			

【修复方案决策】

牙列缺损的附着体义齿修复的方案决策树（图6-1-1）

第二节　牙列缺损的固定 - 可摘义齿修复的操作常规

一、机械式附着体义齿

【概述】

机械式附着体义齿是指义齿的活动部分与固定部分通过机械卡扣作用连接到一起，种类较多，可以用于临床中各类牙列缺损和牙列缺失情况，有其独特的优势。

【适应证】

1. 多颗后牙游离缺失时，为起到应力中断的效果，近中基牙可使用允许铰链运动的冠外附着体。

2. 当较大游离缺牙区远中植入单颗种植体时，为增加固位、分散𬌗力、减少义齿不稳定现象，种植体上部可采用附着体。

3. Kennedy Ⅳ类或伴有严重软组织缺损时，使用附着体提升固位效果，并可减少义齿沿支点线的旋转。

4. Kennedy Ⅲ类，为解决前后基牙就位道不平行问题，可制作固定式附着体义齿。

5. 余留牙齿伸长、倾斜,牙周状况差时,可截冠后制作根面覆盖式附着体义齿,增强义齿固位,保留咀嚼时的本体感受。

6. 余留牙存在久治不愈的牙周病而又需要修复时,采用附着体的牙周夹板作用,配合系统的牙周治疗,可以有效减缓牙周病的进展,甚至促进愈合。

【禁忌证】

1. 垂直距离不足。

2. 龋易感者。

3. 重度牙周炎的患牙。

4. 全身系统性疾病如高血压、糖尿病、心脏病、血液病、肾病等导致全身状况不适宜进行种植手术者。

5. 严重的口腔黏膜组织疾病未得到控制,或者口内仍有未完善治疗的残根、残冠不能覆盖的患者。

6. 缺乏维护口腔卫生能力、癫痫病、精神障碍患者。

【器材选择】

1. 器械选择　高速涡轮手机、金刚砂车针、钨钢车针等器械的选择同固定义齿修复。

2. 附着体种类的选择

(1) 刚性连接的附着体:适合缺牙数目较少的牙支持式义齿,使咀嚼中人工牙受到的𬌗力能迅速通过附着体传递至基牙。

(2) 弹性连接的附着体:适合缺牙数目多或游离缺失的混合支持式或黏膜支持式义齿,保护基牙及牙周组织。

(3) 冠内附着体:适合近缺牙区基牙牙冠大面积龋坏,经完善根管充填后仍可作为基牙的情况。

(4) 冠外附着体:适合近缺牙区牙齿的牙体健康时,牙体预备量较小。

【操作步骤】

1. 设计　附着体设计应遵循以下四点设计原则:

(1) 分散𬌗力,减轻基牙和支持组织负荷。

(2) 采用联合基牙,防止基牙牙周组织创伤。

(3) 若牙弓双侧放置附着体,附着体类型应相同。

(4) 合理控制义齿固位力,一般情况下附着体数目不宜超过 2 个;有时若固位力不够可适当增加固位体数目,以增加固位力。

2. 比色　附着体义齿固定部分的比色同全冠修复。

3. 牙体预备

(1) 冠外附着体的牙体预备与全冠类似（表 6-2-1）。

表 6-2-1　冠外附着体的牙体预备标准

唇颊面	预备 1.2~1.5mm 的间隙
舌 / 牙合面	前后牙舌侧预备出 1.2~1.5mm 间隙。如果冠外附着体基牙牙冠舌侧需要增加固位舌臂，舌侧预备量需要增加 0.5mm 厚度；牙合面预备量在 0.5~2mm，视选择的修复体种类而定
邻面	邻面预备量视基牙颈缘至基牙与邻牙的接触区的斜度而定，要求基牙预备后聚合度 2°~5°
切端	前牙切缘预备量一般在 2mm 以上
颈缘	基牙唇颊面颈缘预备成直角肩台或 135° 凹面肩台

(2) 冠内附着体的基牙预备：冠内附着体的基牙预备应特别注意以下几点：

1) 放置冠内附着体的窝洞形态为箱状，窝洞轴壁要与附着体义齿就位道一致，同时要注意与牙体长轴平行或稍有外展，髓壁与牙体长轴垂直。

2) 各轴面应与窝洞轴壁协调。

3) 窝洞空间与附着体大小相协调，但是窝洞的轴壁要与附着体轴壁之间保留 0.5mm 间隙，有利于附着体部件放置时对就位道方向的调整。

(3) 根面附着体的牙体预备：根面附着体的牙体预备分为两步，即根管桩的牙体预备和靠近牙体颈部的根面牙体预备。

1) 根管桩的预备与桩核相同。

2) 靠近牙颈部的根面牙体预备量视选用的根面附着体类型而定，一般为平面或者凹面，与龈缘平齐；牙体根面颈缘处制备成小斜面，使附着体根桩处的金属能很好地包裹颈缘，防止微渗漏。

4. 印模制取

(1) 附着体义齿对精密度要求较高，应选择聚醚橡胶或硅橡胶类印模材料，以获得高清晰度、高精确度的印模；缺牙数目多时，应先取初印模，制作个别托盘，再取终印模。

(2) 混合支持式附着体义齿应取功能性印模，牙支持式附着体义齿取解剖式印模。

(3) 制取模型前必须采用排龈线或者排龈膏使牙龈退缩，暴露清晰的颈缘牙体预备区域。

5. 颌位关系记录与转移　同普通可摘局部义齿修复。

6. 附着体义齿固定部分的试戴　修复体戴入基牙后一方面进行常规冠修复试戴检查,另一方面应检查附着体的位置是否正确,附着体与牙槽黏膜之间是否保留足够的间隙,多个附着体之间是否有共同就位道。

试戴后再一次记录颌位关系,为制作附着体义齿的可摘部分修复体提供准备。

7. 再次制取工作模型　将带有附着体的牙冠戴入基牙后,选择合适的托盘,采用硅橡胶或聚醚橡胶再次制取工作印模,该印模的精确度直接关系到附着体义齿最终的精确程度,所以要特别注意以下几点:

(1) 带有附着体的牙冠必须准确复位于阴模中,否则最终完成的义齿将无法就位。

(2) 灌注树脂代型:在灌注石膏模型前,基牙底冠内应先灌注基牙代型专用室温固化树脂,并插入基牙代型固位钉,树脂硬固后,用超硬人造石灌注工作模型。

(3) 灌注石膏模型时振荡器频率和幅度不能太大,以免引起基牙牙冠的轻度移位。

8. 附着体义齿的试戴

(1) 义齿就位与试戴:试戴时,应将两部分同时就位,并使附着体的阴阳两部分完全吻合,在此基础上检查和调整两部分的适合程度、咬合关系、基托的伸展范围等。

(2) 固定修复体的粘接:牙冠与可摘义齿同时在口内就位,清理多余粘接剂,数分钟后取下可摘义齿部分,完全清除牙冠周围及可摘义齿组织面的粘接剂,再次将可摘义齿就位,待粘接剂完全固化后方可取下。

【修复后可能出现的问题及处理】

1. 义齿的固位力弱　很多附着体义齿的固位力都是可以调节的,如果固位力较弱,可调整螺纹、置换垫圈或者固位力更强的阳性扣来增大固位力。

2. 可摘局部义齿基托下的黏膜组织有压痛或者压痕,应适当调整基托边缘,缓冲压痛点。

注意事项:

(1) 固定修复体粘接前,附着体阴阳部件表面以及可摘局部义齿与基牙邻近的组织面上应涂布凡士林,防止牙冠粘接时溢出的粘接剂渗入到阴阳部件之间,影响可摘义齿的脱位。

(2) 临床工作中,通常先采用较小的固位力的附着体阳性部件给患者提供一个适应的过程,1周后应复查义齿固位力能否满足患者的功能需求,再进行适当调整。

(3) 对患者的长期随访和定期复查也是保证附着体义齿修复效果的重要方法。

二、磁性附着体义齿

【概述】

现代磁性附着体是利用磁力而固位的一种附着体,由永磁体和衔铁两部分组成。一般将衔铁置于牙根根面或种植体基台顶端,而永磁体置于义齿支架基托的组织面,两者相互吸引的磁力形成较稳固的固位力。

【适应证】

1. 口内仅余少数残根,若根长及牙周状况可,完善根管治疗后可应用磁性附着体增强义齿固位。

2. 余留牙牙周状况差、临床牙冠重度伸长,可截冠、根管治疗后应用磁性附着体。

【禁忌证】

与其他类型的附着体义齿类似,重度、未经控制的牙周炎患者,龋易感者,颌间距离不足,口内存在其他未经完善治疗的牙体或者黏膜疾病,全身状况不允许的患者,均不宜采用磁性附着体义齿修复。

【器材选择】

1. 器械选择 根管预备及根管模型制取的器械同桩冠修复。

2. 附着体类型选择

(1) 缓冲型磁性附着体:缓冲型结构磁性附着体衔铁与磁体之间有缓冲装置,允许在受力时有 $200\mu m$ 的可动性,能减少基牙受力,适合牙周状况差的基牙。

(2) 非缓冲型磁性附着体:衔铁与磁体之间没有缓冲装置,适合牙周状况相对较好的基牙。

【操作步骤】

1. 设计 磁性附着体设计重点是基牙的选择。

(1) 基牙的条件:通常会选择根长大于 8mm,松动度小于 I 度,牙槽骨吸收在根长 1/3 以内,经过完善根管治疗的残冠或残根作为基牙。

(2) 基牙的位置:常选用牙列中留存时间最长、牙根直且粗大的尖牙为基牙,并最好使基牙分布于颌弓两侧。

（3）颌间距离：一般单颌颌间距离，前牙区不得小于 3.8mm，后牙区不得小于 4.3mm。

2. 牙体预备

（1）对于放置磁性附着体的基牙，基牙预备一般截冠至平齐龈缘。

（2）预备根管，深度 >5mm，直径为根径 1/3，根尖区至少留有 3mm 牙胶尖封闭区。

（3）在根管口可适当预备防旋转沟。

（4）根面颈缘预备成斜面，中央预备成凹面，以尽量增加垂直空间。

3. 排龈和取模　同桩冠修复的模型制取。

4. 根帽试戴粘接和支架制作

（1）在粘接前，根帽应就位于基牙根管内，常规检查适合性，需要注意的是将磁体对位吸附后再次评估附着体位置和颌间距离是否恰当。

（2）根帽粘接后，去除多余粘接剂，并用绒轮抛光根帽及衔铁表面。

（3）再次将磁体对位吸附，制取工作印模，翻制带有磁体形态的工作模型，制作支架和义齿。

5. 义齿完成与试戴　同普通可摘义齿试戴，特别注意磁体对应的基托厚度是否足够。

【修复后可能出现的问题及处理】

1. 衔铁根帽脱落

（1）基牙及根帽完好者，可进行根管清理消毒后再次粘接。

（2）基牙折断或龋坏者，应进行评估和处理后，重新制作义齿或改变义齿设计。

2. 磁体脱落

（1）若基托完整，可清洁后重新粘接。

（2）若基托断裂或出现缺损，应进行相应修复后粘接，必要时重新制作义齿。

3. 义齿戴入后出现的软组织疼痛等问题，处理方法同普通可摘义齿。

注意事项：

1. 一般患者戴用无磁体义齿数周后，再行磁体就位，这一方面是检查义齿是否存在咬合问题、基托压痛点等并加以调改；另一方面是让患者适应新义齿，有利于磁体的准确就位。

2. 磁体就位时，首先在基托对应位置的舌侧作溢出孔，并在衔铁根帽及其周围涂布分离剂,再将磁体对位吸附,将自凝树脂小心涂布于磁体粘接面和基托磁体窝内,戴入义齿,嘱患者咬合,待树脂固化后取出,去除多余部分,完成义齿。

三、套筒冠义齿

【概述】

套筒冠义齿(telescope denture)是指套筒冠为固位体的可摘局部义齿。套筒冠固位体由内冠与外冠组成,内冠粘固在基牙或安置的上部结构上,外冠与义齿其他组成部分连接成整体,义齿通过内冠与外冠之间的嵌合作用,产生固位力,使义齿取得良好的固位与稳定,义齿的支持由基牙、种植体或基牙与基托下组织共同承担。

【适应证】

1. 缺失牙数目较多,仅少数牙存留。

2. 以修复体进行咬合重建。

3. 伴有牙周炎的牙列缺损修复。

4. 先天性牙列缺损修复。

5. 颌骨部分切除伴牙列缺损修复。

【禁忌证】

1. 牙周炎未治疗者。

2. 伸长、倾斜和有活力的牙齿。

3. 年轻恒牙。

4. 龋易感者。

5. 其他　同其他义齿修复方式的禁忌证类似,龋坏未经治疗、义齿承托区及周围组织有黏膜疾患或其他疾病、不利于义齿戴入者,不宜采取套筒冠义齿修复。

【器材选择】

1. 器械选择　牙体预备所用的涡轮机、金刚砂车针等,同全冠修复。

2. 套筒冠附着体的选择

(1) 缓冲型套筒冠:缓冲型套筒冠内外冠之间存在一定间隙,适用于剩余牙齿较少时,减轻基牙受力。

(2) 非缓冲型套筒冠:非缓冲型套筒冠的基牙受力较大,适合余留牙数量多或者牙周状况佳时。

3. 套筒冠固位体材料的选择

(1) 固位体内外冠应选择生物相容性好的相同材料,金合金材料制作的套筒冠其固位力及持久性均优于非贵金属材料。

(2) 内冠使用全瓷材料,外冠使用金沉积材料,不戴牙齿时,暴露内冠的颜色美观。

【操作步骤】

1. 设计(表 6-2-2)

表 6-2-2　套筒冠义齿的设计原则

基牙选择	对牙冠形态要求不高
	尽量选择牙髓无活力的牙齿,或老年患者髓腔较小的牙
	对牙根及牙周条件要求相对较低,经牙周综合治疗的牙周炎患牙仍可作为基牙
固位体设计	提高内冠高度有助于提高固位力
	固位型固位体内冠聚合度 5° ~6° ,支持型固位体内冠聚合度 6° ~8°
	外观形态及颈缘设计同金属烤瓷全冠
人工牙设计	基牙支持式义齿,人工牙采用桥体设计,适用于基牙条件好,缺牙数目少的情况
	混合支持式义齿,人工牙常采用成品树脂牙
连接体设计	基牙支持式义齿的连接体同固定桥,桥体与固位体之间为固定连接体
	混合支持式义齿的连接体设计同可摘局部义齿
基托设计	混合支持式义齿的基托设计同可摘局部义齿

2. 比色　同全冠修复。

3. 基牙牙体预备　与金属烤瓷冠基牙的预备不同,套筒冠固位体基牙预备量更大,而且预备后的形态呈锥形,具体预备要求如表 6-2-3:

表 6-2-3　套筒冠基牙的牙体预备要求

切端及𬌗面	基牙牙周组织无明显吸收时,前牙切端和后牙𬌗面至少预备 2~2.3mm,后牙𬌗面预备后为平面
	若为牙周炎患牙,应视牙周吸收的程度以及临床冠根比例的改善情况来决定具体的预备量
轴壁	牙体各轴壁预备量为 1.5~2mm,各轴壁的轴角应圆钝
前牙舌面	切缘至舌隆突处制备成斜面,不能形成凹面,舌隆突处与颈缘根据固位体内冠要求形成≥80°的斜面

续表

唇面	前牙唇面应形成切端至颈缘的平整斜面,无弧度
颈缘	各轴面颈缘应制备 0.3~0.5mm 肩台,肩台为直角或斜面,颈缘一般位于龈下 0.5~0.8mm 位置
邻面聚合度	固位体基牙的邻面聚合度为 4°~6°
	非固位基牙邻面聚合度应 >6°

4. 制取内冠印模　基牙印模的要求与其他固定修复体的印模要求类似。

5. 咬合关系记录以及临时修复体制作　咬合关系记录与附着体义齿类似,临时修复体制作与固定义齿修复过程中的临时冠制作类似。

6. 内冠试戴与粘接

(1) 试戴内冠时应重点检查内冠与基牙的密合程度,颈缘长度是否合适,与基牙预备后的边缘之间是否有悬突或台阶,内冠各轴壁之间是否圆钝,内冠厚度是否合适。内冠适合后常规粘接,去除多余粘接剂。

(2) 制取外冠及义齿印模,记录颌位关系,确认垂直高度。

(3) 临时义齿修改,初戴。

7. 外冠、金属基托或支架、人工牙试牙,再次确认𬌗关系　检查固位体内冠与外冠基底层的密合程度,固位力是否达到设计的要求;多基牙连接多外冠基底层就位后应该无翘动,边缘止于内冠颈缘线。

同时检查支架有无翘动,大连接体与黏膜是否均匀接触,小连接体之间的结合无过大间隙,树脂基托与支架结合处形态清晰。

8. 义齿完成与初戴　圆锥形套筒冠义齿的试戴与其他义齿类似,需要特别注意以下几个问题:

(1) 固位力的大小;

(2) 咬合平衡;

(3) 义齿密合度。

【修复后可能出现的问题及处理】

1. 基牙问题

(1) 基牙继发龋或出现牙髓、牙周症状:不仅要进行相应牙体及牙周治疗,还要检查内冠的边缘适合性,以及外冠的形态是否符合生理要求。

(2) 基牙折断:若基牙折断后仍有保留价值,一般行桩核修复,在树脂未完全固化前,将涂有凡士林的内冠就位,戴入义齿,树脂核固化后进行相应调整;若基牙折断后无法保留,则应拔除后修改义齿设计。

2. 义齿易脱落　义齿固位力差常因为内冠形态设计不合理或者内外冠之间的密合程度欠佳,应重新制作义齿。

3. 树脂基托及人工牙破损　修补方法同可摘局部义齿。

4. 内冠脱落

(1) 若基牙无明显龋坏、折裂,可清洁内冠后粘接,注意检查内外冠的摩擦力是否过大,以免导致义齿不易取下。

(2) 若基牙出现龋坏或者折裂,则应进行相应处理后粘接内冠或重新制作义齿。

（沈颉飞　杜　莉）

第七章

颌骨缺损的修复

第一节　颌骨缺损修复的诊疗常规

【概述】

颌骨缺损(defect of maxilla and mandible)是指由于肿瘤、外伤及先天性畸形等原因导致的上颌骨和(或)下颌骨的缺损。颌骨缺损会造成患者颜面部的明显变形，并影响咀嚼、发音、呼吸等生理功能，从生理、心理两方面给患者造成严重影响。

【常规检查和诊断】

1. 全身情况检查　了解颌骨缺损的原因(外伤性的、先天性的、肿瘤术后)；手术时间；是否需要放射治疗及放射治疗的结束时间；患者有无全身性系统疾病；患者的心理状态。

2. 颌面部检查　面部外形是否变形；张口度的大小；张口有无偏斜。

3. 口腔检查

(1) 颌骨缺损的部位以及范围：上颌骨缺损要注意是否有口鼻腔穿通；上颌缺损腔是否有可利用的倒凹区；下颌骨缺损是否需植骨修复。

(2) 缺损区组织的愈合情况：有无炎症、出血、化脓、肉芽组织等异常情况。

(3) 余留牙的情况：有无残根、龋齿、错位牙、伸长牙、松动牙；上下颌牙齿的咬合关系。

(4) 剩余牙槽嵴的高度、宽度以及系带附着情况。

4. X线检查　余留牙的牙体组织、牙周和根尖周情况；余留颌骨的高度、宽度和骨密度；余留颌骨有无其他病变。

【常用修复体】

为颌骨缺损患者制作的修复体称为赝复体。按照部位不同,可以分为上颌赝复体和下颌赝复体。

1. 上颌赝复体(表 7-1-1)

表 7-1-1　上颌赝复体的种类和特点

种类	特点	
腭护板	上颌基板样的修复体	
硅橡胶阻塞器	弹性硅橡胶制作,可进入缺损腔倒凹区	
中空式赝复体	根据阻塞器分类	封闭式中空赝复体
		开放式中空赝复体
	根据材料分类	塑料中空式赝复体
		金属支架中空式赝复体
分段式上颌赝复体	硅橡胶阻塞器和上颌义齿之间通过磁性附着体连接	
杆卡式附着体式赝复体	将近缺损区的基牙以联冠形式连接在一起,并在联冠上连接杆形附着体,赝复体通过杆卡式附着体获得固位	
软衬垫中空式赝复体	中空式赝复体的组织面附着软衬材料,通过软衬材料进入缺损腔倒凹区获得赝复体的固位	

2. 下颌赝复体　用于下颌骨缺损的修复体,基本上以固定义齿、可摘义齿和种植义齿这些常用技术方法为主,按缺损的情况做一些变化。下颌赝复体中,比较特殊的是翼状导板,又称斜面导板,用于下颌骨部分切除后不能即刻植骨恢复下颌骨连续性的患者,其作用是避免下颌骨在肌肉的牵拉下发生偏斜。包括以下几种类型:

(1) 上颌翼状导板:设置在上颌,以上颌牙齿为固位和支持。根据翼板是否可移动,分为可调式翼状导板和不可调式翼状导板。

(2) 下颌翼状导板:设置在下颌余留牙上,可分为固定式翼状导板和可摘式翼状导板。固定式翼状导板由两部分组成:固定在基牙上的金属联冠,以及联冠颊侧伸展向上颌的翼板。可摘式翼状导板由卡环和基托组成。

【修复方案决策】

颌骨缺损的患者就诊时首先要明确病因,其中因肿瘤需手术的患者在术前、术后有不同的修复治疗方案。上颌骨缺损和下颌骨缺损的修复方式不尽相同:上颌骨缺损的患者常常由于缺损腔过大而需要进行中空赝复体修复,缺损腔的存在有时能为赝复体的固位提供可利用的倒凹（图 7-1-1）；下颌骨缺损的修复手段与常规牙列缺损、缺失的修复方式类似（图 7-1-2）。

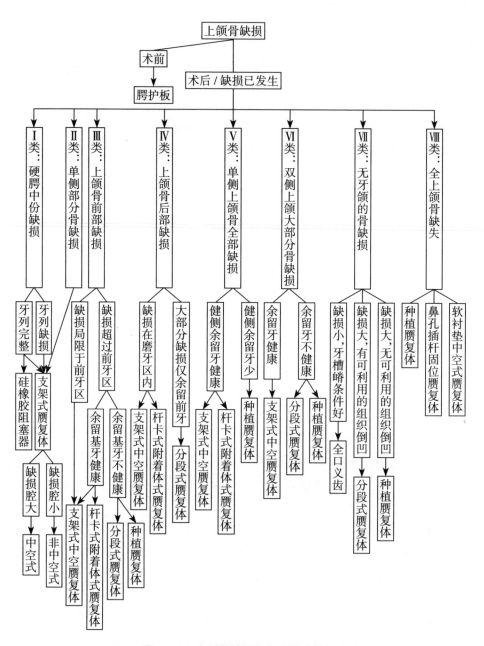

图 7-1-1　上颌骨缺损修复方案决策树

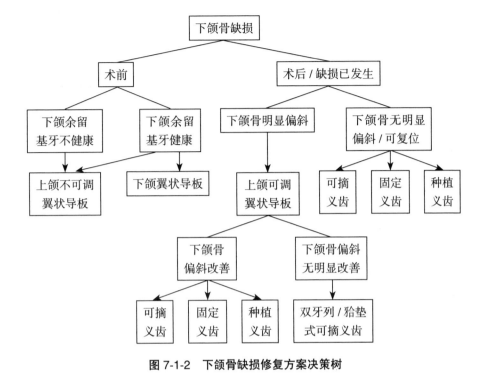

图 7-1-2 下颌骨缺损修复方案决策树

（陈晨峰 高 宁）

第二节 颌骨缺损修复的操作常规

一、腭护板

【概述】

腭护板的主要作用是分隔口鼻腔、固定手术敷料、保护创面。需要在手术前取印模并完成制作，手术后能立即戴上。

【适应证】

1. 上颌骨切除术术前准备。

2. 腭裂修补术术前准备。

3. 腭部创伤患者术前准备。

【禁忌证】

1. 对修复材料过敏者。

2. 患有系统性疾病、无法承受治疗或不能与医师合作者。

【操作步骤】

1. 上颌骨切除术的腭护板制作

(1) 口腔检查准备与设计、基牙预备：检查基牙健康状况，一般以紧邻缺损区的牙齿和健侧磨牙作为首选基牙，固位卡环不少于 3 个。在基牙上预备隙卡沟。

(2) 制取印模：可用成品托盘或个别托盘制取印模。若肿瘤损及牙槽嵴及软硬腭，则可仅制取健侧牙列及腭部的印模。为保护肿瘤创面，取模前可用油纱或盐水纱布覆盖于肿瘤表面，再行取模。取下的印模先用清水冲去表面黏液，再浸泡于 10% 甲醛液中 15 分钟。

(3) 模型处理：灌注模型及底座并进行消毒。在模型上标注手术切除范围，用石膏刀去除拟切除的上颌骨部分。

(4) 戴用腭护板：手术完成后在创面垫上几层碘仿敷料，戴上腭护板后需对敷料保持一定压力，起到压迫止血的作用。更换敷料时需取下腭护板，彻底清洗后再次使用。

2. 腭裂修补术前的腭护板制作

(1) 口腔检查准备与设计、基牙预备：因患者多为幼儿，乳牙上不宜设计卡环，可利用乳牙倒凹固位，腭护板需覆盖两侧乳牙骀面并伸展到牙冠外形高点下方。

(2) 制取印模：取模前要用油纱填补腭裂间隙内部，避免印模材料进入鼻腔倒凹无法取出。

(3) 模型处理：用石膏填补腭部裂隙，并在裂隙两侧各宽 10mm 的区域内，用石膏铺垫约 3mm 厚度，作为敷料间隙。

(4) 戴用腭护板：与"上颌骨切除术的腭护板制作"相同。

注意事项：

1. 修复方案应当由颌面外科医师与修复医师一起制订。

2. 腭护板不应进入缺损腔。

3. 无牙颌患者的腭护板无固位装置，只需制作腭托，在手术完成时把腭护板用细不锈钢丝结扎到颧骨、鼻棘或剩余牙槽嵴上。

4. 腭护板利用乳牙倒凹固位时，进入基牙颊侧倒凹的深度应控制在 0.2mm，基牙腭侧倒凹应填除。

5. 腭护板不与对颌牙建立咬合接触关系。

6. 腭护板要恢复正常的腭部轮廓,便于改善发音和吞咽功能。

二、硅橡胶阻塞器

【概述】

硅橡胶阻塞器的横断面呈 X 形,边缘位于鼻腔侧倒凹的 2mm 处,厚度为 1~1.5mm,阻塞器中部厚度为 2mm,阻塞器口腔侧边缘伸展到缺损区边缘 2~3mm 处,边缘呈缓坡状与腭部黏膜逐渐移行。阻塞器依靠硅橡胶的弹性进入缺损腔倒凹中固位,可以封闭口鼻腔,有效恢复语言和吞咽功能。

【适应证】

上颌骨第 I 类缺损,缺损腔直径 2~3cm,无修复牙列缺损的需求。

【禁忌证】

1. 手术时间较短,缺损区周围黏膜组织较脆弱者。

2. 口腔卫生习惯差的患者。

3. 手功能不健全的患者。

【操作步骤】

1. 口腔准备 检查口腔软硬组织情况,尖锐的骨尖、骨嵴需进行修整。

2. 制取印模 硅橡胶阻塞器依靠倒凹固位,故印模必须制取出鼻腔侧的倒凹区。用油纱填补鼻腔侧过深倒凹并覆盖鼻甲,保留鼻腔侧 2~3mm 倒凹。取模时印模材料不宜过稀,使材料能压入缺损腔,凝固后能完整取出。

3. 模型处理 灌制模型并消毒。在模型上标出阻塞器的边缘线和缓冲区。缺损腔内倒凹如果过深,可用石膏填补,保留 2~3mm 倒凹即可。

4. 戴用阻塞器

(1)就位:医师用示指和拇指拿持阻塞器,轻施压力使之变形,卡入缺损腔中。如果就位困难,可用手术刀削去部分倒凹区内硅橡胶。

(2)固位力检查:就位后上下推拉阻塞器,检查固位力是否足够,局部有无压痛。压痛点可以用硅橡胶专用磨头磨改。

(3)检查口鼻腔的封闭程度:嘱患者饮水,观察是否有水从鼻腔流出;嘱患者鼓气,也可检查封闭程度。

(4)检查发音情况:若鼻音重,提示阻塞器过高过大,可以将阻塞器上端边缘剪去一圈,戴入后再次检查发音情况,直至发音接近正常。注意一次不能修剪过多,否则无法增补。若戴用阻塞器后发音沉闷不清,说明阻塞器封闭性不好,必须重新制作。

注意事项：

1. 阻塞器体积小，取戴不易，应注意教会患者取戴，并进行口腔卫生宣教。

2. 硅橡胶材料会逐渐老化，失去弹性，使阻塞器封闭不严，出现漏气、漏水现象，故使用一年半左右即应更换。

3. 硅橡胶材料聚合后无法增补，因此在试戴过程中调磨应谨慎，避免去除材料过多。如果发现阻塞器与组织不密合、倒凹区伸展不足、固位力不够等情况，只能重新取模制作。

三、中空式赝复体

【概述】

为了减轻赝复体整体重量，上颌赝复体的缺损腔部分可作成中空形式，称为中空式赝复体。在进行中空赝复体修复之前，常规需先采用联冠的形式将靠近缺损腔的基牙进行加强，避免基牙受力过大而松动。

【适应证】

各种原因造成的上颌骨缺损。

【禁忌证】

1. 肿瘤术后创面未愈合，或有复发倾向者。

2. 张口度小于三指的患者。

3. 患有系统性疾病，无法承受治疗或不能配合者。

【操作步骤】

1. 口腔准备　骨尖、骨嵴应当进行外科手术修整。余留牙进行牙周洁治，如有龋病或根尖周病变需要进行治疗。邻近缺损区的基牙需用联冠进行加强，联冠单位的多少与缺损区的大小成正比。

2. 基牙预备　在余留牙上设计 3~4 个卡环及𬌗支托，支托和卡环的位置应当符合可摘局部义齿设计的原则。

3. 制取印模

（1）取模前，要用油纱或盐水纱布将缺损腔中一些大的不准备利用的倒凹填除，比如缺损腔顶部的上鼻道，软腭上方及鼻前庭，避免印模材料流入较深倒凹后无法取出。缺损腔颊侧软组织瘢痕上方的倒凹对赝复体的固位有利，需进行保留。

（2）制取印模可采用个别托盘法或分层印模法

1）个别托盘法：当缺损腔较小且不深，可采用个别托盘法制取印模。可以在成品托盘的缺损区加蜡,制作个别托盘;也可以先用成品托盘取初印模,灌制模型,在模型上用光固化基托树脂片制作个别托盘。

2)分层印模法:适用于上颌缺损腔较广而深,一次性取模不易从口中取出的情况。先用蜡片或树脂片制作缺损腔大小的小托盘,调拌藻酸盐材料制取缺损腔内印模,不取出小托盘,用成品托盘或个别托盘再次取模。待印模材料凝固后,分别取出托盘,在口外拼对,用大头钉稍加固定,再灌制模型。

4. 模型灌注及修整　灌制模型,消毒,用有色铅笔标注出需要缓冲和填倒凹的部位。通常鼻中隔、鼻甲部位需要缓冲,避免压痛。缺损腔内一般保留颊侧瘢痕组织索上方的倒凹,软腭上方、鼻前庭的倒凹需要填除。

5. 试戴恒基板　根据赝复体的材料不同,恒基板可以是塑料恒基板,也可以是金属-塑料恒基板,试戴的方法相同。

(1)试戴前需检查恒基板是否光滑,若有不光滑处需磨除,避免擦伤黏膜。

(2)就位时动作轻柔,妨碍就位的部位用磨头磨除。

(3)检查基托边缘和密合性:注意缺损腔唇颊侧基托不能过度伸展,否则会导致功能运动时基板脱落。恒基板若伸展不足或与组织不密合,可以加蜡直至合适。

(4)检查固位力:恒基板应当有足够的固位力,无前后翘动或左右摆动的现象。若恒基板固位不够,可以适当调节卡环固位力,或加蜡增加缺损腔的倒凹固位面积。

6. 记录正中颌关系　用蜡片烤软制作蜡殆堤,固定在恒基板上,戴入患者口内,嘱患者牙尖交错位咬合,记录上下颌间关系。用合适的托盘制取包括蜡堤、余留牙、恒基板在内的上颌印模,灌制带有恒基板的上颌模型,按咬合关系将上下颌模型上殆架。

7. 试戴蜡型

(1)检查人工牙的排列:手术后患者面部因瘢痕收缩会发生塌陷,赝复体要尽量恢复外形。但当固位与外形冲突时,不要勉强恢复正常外形,而是要确保良好的固位力。缺损侧因瘢痕组织牵拉,上唇会变短,排列人工前牙和制作唇侧蜡型时要注意。

(2)检查口鼻腔封闭的状况:嘱患者闭嘴鼓气,观察有无气流从鼻腔排出;嘱患者于坐位或低头位饮水,观察有无水从鼻腔流出。

(3)检查发音情况:观察患者发音情况,若鼻音重,一般是由于阻塞器过大占据了部分鼻腔空间,需减小阻塞器内侧壁及高度。若发音不清,说明口鼻腔封闭不严,需添加材料封闭口鼻腔。

8. 赝复体戴用

(1) 检查赝复体表面是否光滑,若有不光滑处需磨除,避免擦伤黏膜。

(2) 就位后检查基托边缘、密合性、固位力。

(3) 调磨咬合面,使健康侧咬合接触均匀,缺损侧上下颌牙齿轻接触。

(4) 检查发音情况。

9. 医嘱

(1) 不能使用缺损侧咀嚼食物。

(2) 保持口腔和赝复体的清洁。

(3) 定期复诊。

【修复后可能出现的问题及处理】

1. 黏膜压痛　引起压痛的原因有基托压迫过紧,咬合过重,黏膜下有骨尖、骨嵴等。解决方法一般为调磨义齿上相应压痛点,调整咬合。如果压痛面积较大,可以局部使用软衬材料。

2. 基牙疼痛　一般是由于卡环固位力太大或基托太紧造成的,可以调整卡环、修改基托来解决。

3. 固位力不足　首选的解决方法是调整卡环臂。如果固位仍然不足,可以增加卡环,利用组织倒凹,必要时可用软衬材料加衬以充分利用倒凹固位。

4. 口鼻腔封闭不良　会出现鼻腔漏水、发音不清等现象。此时可采用印模材料衬垫法检查阻塞器边缘封闭情况,用自凝塑料加衬封闭漏水区。

5. 发音问题　经过一段时间适应之后,患者发音仍然有语音低沉或鼻音过重的问题,原因一般是阻塞器过高过大,占据了过多鼻腔空间。可以调磨阻塞器,降低其高度和靠近鼻中隔、鼻甲处的宽度。有时调磨后封闭式的阻塞器部分会穿通,穿孔较小时可以使用自凝塑料封闭,穿孔较大则可以改成开放式中空赝复体。

四、分段式上颌赝复体

【概述】

分段式上颌赝复体由硅橡胶阻塞器和上颌义齿两部分构成,两者之间通过磁性附着体连接。一般用于不能使用卡环等常规固位方式的情况。

【适应证】

1. 上颌骨第Ⅶ类缺损,即无牙颌的上颌骨缺损修复。

2. 上颌骨第 I 类～第 VI 类缺损,余留基牙少,无足够固位力。

【禁忌证】

同"中空式赝复体"。

【操作步骤】

1. 口腔准备 同"中空式赝复体"。

2. 制取印模 同"中空式赝复体"。

3. 模型灌注及修整 同"中空式赝复体"。

4. 试戴阻塞器 同"硅橡胶阻塞器"。

5. 再次制取印模 阻塞器在口内就位,将闭路磁性附着体吸附在阻塞器的衔铁上,用常规方法制取上下颌印模,灌制模型。

6. 试戴上颌恒基板,记录颌位关系。

7. 排牙后在口内试戴上颌义齿蜡型,检查颌位关系是否正确,并检查前牙和唇侧基托的外形。

8. 戴上颌义齿

(1) 将阻塞器和上颌义齿依次戴入口中,按常规检查义齿边缘、外形、咬合等,调磨上颌义齿直至合适。

(2) 将义齿基板上预留的放置闭路磁体的小窝扩大少许,在其底部开一2mm 的小孔。调拌自凝塑料放置在小窝内,同时将磁性固位体准确吸附在口腔内阻塞器上的衔铁上,然后将义齿戴上,嘱患者牙尖交错位咬合,多余的自凝塑料即沿基板上的小孔处挤出。待自凝塑料凝固后,取下上颌义齿,此时闭路磁体已经牢固地嵌于义齿基板上。磨去溢出的自凝塑料,将上颌义齿戴入口内检查就位和固位力,完成分段式上颌赝复体的制作。

注意事项:

1. 在用自凝塑料固定闭路磁体时,上颌义齿就位时要避免推挤闭路磁体移位,为此可将义齿基板上预留的小窝适当多扩大些,保证在就位过程中不会接触到闭路磁体。

2. 磨去上颌义齿闭路磁体周围溢出的自凝塑料时,要小心避免损伤闭路磁体表面,影响磁性吸附力。

五、上颌翼状导板

【概述】

上颌翼状导板是用于下颌骨缺损的赝复体,固位在上颌。主要用于下颌骨切除术后维持剩余的下颌骨处于牙尖交错位,或是下颌骨陈旧性缺损并有偏斜时纠正下颌骨的位置。上颌翼状导板可以为单侧或双侧,也可以为可调式或不可调式。

【适应证】

1. 单侧不可调式上颌翼状导板适用于单侧下颌骨切除术后。

2. 双侧不可调式上颌翼状导板适用于下颌骨前部切除术后。

3. 单侧可调式上颌翼状导板适用于剩余的单侧下颌骨发生偏斜。

4. 双侧可调式上颌翼状导板适用于下颌骨前部缺损,剩余两侧下颌骨段向内偏斜。

【禁忌证】

1. 肿瘤术后创面未愈合,或有复发倾向者。

2. 患有系统性疾病,无法承受治疗或不能配合者。

【操作步骤】

1. 基牙预备 在患者上颌双侧牙列的尖牙、前磨牙、磨牙中,各选择 3~4 颗作为放置隙卡的基牙,预备隙卡沟。

2. 制取印模 采用成品托盘或个别托盘制取上下颌印模,灌制模型。

3. 记录牙尖交错位关系 将上下颌模型按照牙尖交错位咬合关系对合在一起,固定后上𬌗架。

4. 戴用导板

(1) 导板在上颌就位,检查密合性、边缘伸展范围、固位力。

(2) 嘱患者张口,向外牵拉剩余下颌骨,越过翼板后,再闭口咬合,此时余留下颌骨被动的沿着翼状导板滑向牙尖交错位,并保持在牙尖交错位上。

5. 若为可调式翼状导板,导板就位后,将两侧或单侧可调式翼板的钢丝向外侧加力,使翼板对余留下颌牙齿保持适宜的压力。一般每 2 周加力一次,将下颌骨推向正常位置。

注意事项:

1. 上颌翼状导板体积较大,占据口腔空间,进食时需取下导板。

2. 上颌翼状导板不宜向下过度延伸,不能压迫下颌牙龈黏膜。

3. 不能选择松动或牙周不健康的牙作为基牙,否则下颌骨所受到的侧向肌拉力传递至基牙会引起基牙松动加剧甚至脱落。

六、下颌翼状导板

【概述】

下颌翼状导板是用于下颌骨缺损的赝复体,固位在下颌。主要用于下颌骨切除术后维持剩余的下颌骨处于牙尖交错位。

【适应证】

1. 单侧下颌骨缺损,健康侧下颌骨未出现明显偏斜。

2. 下颌基牙牙冠高大、稳固,有良好固位形。

【禁忌证】

1. 单侧下颌骨缺损,健康侧下颌骨出现明显偏斜。

2. 下颌基牙松动或牙周健康差,基牙无足够固位形。

【操作步骤】

1. 基牙预备　选择余留下颌骨段上 3~4 颗健康牙作为基牙,预备隙卡沟。修整基牙的颊舌面外形高点,使倒凹区向龈方移动,减小对基牙的扭力。

2. 制取印模　用成品托盘或个别托盘制取上下颌印模,灌制模型。

3. 戴用导板

(1) 使导板在下颌就位,检查密合性、边缘伸展范围、固位力。

(2) 嘱患者张口,向外牵拉剩余下颌骨,越过翼板后,再闭口咬合,此时翼状导板沿上颌牙颊面滑动,使余留下颌骨被动地保持在牙尖交错位上。

注意事项:

1. 进食时需取下下颌翼状导板。

2. 不能选择松动或牙周不健康的牙作为基牙。

(熊　芳　杨家农)

第八章

牙周病的修复治疗

第一节　牙周病修复治疗的诊疗常规

【概述】

修复治疗是牙周炎的综合治疗方法之一，是通过修复学的方法分散𬌗力，改善患牙的松动、移位、咀嚼无力等症状，达到改善患者的咀嚼功能，促进牙周炎的愈合或终止，延缓牙周炎发展的目的。

【常规检查和诊断】

牙周病患者除常规检查外，更应注意检查经牙周治疗后患牙的炎症是否基本得到控制，特别注意检查患牙的松动度，与邻牙的接触关系，上下颌牙列咬合关系，有无𬌗干扰、早接触等。检查是否有影响牙周治疗和维护的不良修复体，且需要拆除。检查是否有牙列缺损需要一并修复，余留牙的情况。

【常用修复方法】

牙周病修复治疗的常用方法见表 8-1-1。

表 8-1-1　牙周病修复治疗的常用方法

调𬌗	对牙周组织发生创伤的患牙，调改其牙尖高度、牙尖斜度或过高边缘嵴，改善牙体外形
牙周夹板	将多颗松动牙连接在一起，或将松动牙固定在其他牢固的健康牙齿上，使其成为一个新的咀嚼单位的一种治疗和固定松动牙的矫治器。达到分散𬌗力，减轻牙周组织的负荷，使患牙得到生理性的休息，使组织愈合与修复的目的
(1)暂时性夹板	利用结扎的方法或者其他比较简单的器械，将松动牙暂时固定
(2)恒久性夹板	利用一种比较坚固的修复体，将多颗松动牙相连而得到夹板固定的效果

【修复方案决策】

牙周病修复治疗注意事项

牙周炎修复治疗之前应作出全面的治疗计划,并遵循综合治疗原则完成治疗,牙周炎修复治疗需注意以下几点:

1. 牙周炎修复前必须经牙周系统治疗,并基本控制炎症。

2. 尽可能保存患牙　以下患牙应保留:

(1) 牙槽骨吸收未超过根长 2/3 的患牙。

(2) 多根牙牙周袋深达根分叉以下的患牙,经分根治疗后牙周组织炎症能控制的。

(3) 在采用固定夹板或固定 - 活动夹板治疗时,有明显倾斜移位和伸长的患牙,应在完成根管治疗后保留。

3. 拔除不能保留的患牙 以下患者不应保留:

(1) 牙周袋深达根尖区的单根松动牙。

(2) 牙冠严重破坏不能修复的患牙以及残根。

(3) 牙槽骨吸收超过根长 2/3 的患牙。

(4) 有明显松动,有明显移位、倾斜或伸长且难以消除殆干扰或殆创伤的患牙。

(5) 明显松动、移位,影响发音和美观,又不利于夹板就位的前牙。

(6) 难以减轻其牙周组织负荷,难以控制病理性松动的孤立患牙。

上述第(3)~ 第(6)条中提到的患牙,如采用套筒冠牙周夹板修复或覆盖义齿修复时,仍可酌情予以保留。

4. 固定松动牙

(1) 应有一定数量的健康牙包含在夹板固定的范围内。无健康牙存在时,夹板固定范围应包含所有余留牙。

(2) 松动牙数越多,松动度越大,夹板固定包含的牙数和范围应相应增加。

(3) 余留牙较少时,应充分利用余留牙并充分利用缺牙区支持组织。

(4) 对颌为可摘义齿,夹板的固定范围可适当缩小;对颌牙为健康牙时,殆力较大,应扩大夹板固定范围,避免余留牙创伤。

(5) 夹板固定时间的长短,需根据牙周炎的病因和性质来决定。

5. 修复缺失牙,恢复正常咬合接触、邻接关系和咀嚼功能,维持余留牙牙周组织健康。

6. 适当控制殆力,保护基牙和余留牙。

(1) 消除早接触和殆干扰,消除殆创伤。

(2) 降低牙尖高度和牙尖斜度,消除侧向力和扭力。

(3) 纠正牙长轴倾斜度,尽可能使殆力作用方向与牙长轴方向一致。

(4) 截短牙冠,改变冠根比例,消除不利杠杆对牙周组织增加的负荷。

7. 缺牙数量较多时,在行牙周系统治疗,控制炎症的过程中;或有患牙需要拔除,等待拔牙创愈合的过程中,可先行暂时性修复,分散殆力,恢复患者部分咀嚼功能,减少对保留牙的创伤。

第二节　牙周病修复治疗的操作常规

一、牙周病的调殆

【概述】

牙周病的调殆是指调磨引起牙周组织创伤的患牙牙尖高度、斜度或边缘嵴,改善牙体外形,达到消除早接触、殆干扰,消除创伤殆,建立功能性咬合的目的,从而恢复对牙周组织的生理性刺激,维持牙周组织的健康。

【适应证】

1. 患牙有殆创伤,需要调磨引起殆创伤的牙,消除早接触和殆干扰。

2. 牙齿形态上的异常,例如:

(1) 调磨因不均匀磨耗而造成的尖锐牙尖和边缘嵴,减小牙齿所受的侧向力。

(2) 磨改嵌入式牙尖,防止食物嵌塞。

(3) 调磨重度磨耗所造成的过宽殆面。

(4) 调磨过度伸长的牙,调磨明显扭转、移位的牙等。

3. 某些殆关系,虽然没有造成明显的殆创伤,但可能是一种潜在的创伤因素,也需要进行调殆。例如:

(1) 上下颌后牙间牙尖关系过紧,影响下颌功能运动者。

(2) 正中自由域运动过程中有殆干扰者。

(3) 深闭锁殆患者。

（4）侧方运动时非工作侧有殆干扰者。

（5）下颌由正中关系位到牙尖交错位有明显的向前滑动,并伴有侧向偏斜者。

【器材选择】

详见第一章第二节。

【操作步骤】

1. 确定调殆时机 调殆前应通过临床检查明确病因来确定调殆的时机,若是因殆创伤引起的牙周损伤,应先行调殆,消除咬合创伤;若牙周炎症和创伤殆都很明显,则消除牙周炎症与调殆同时进行;因根尖周炎症导致患牙伸长而引起的殆创伤,则在根尖周炎症控制后再进行调殆。

2. 检查咬合 选磨之前应首先教会患者做各种咬合运动,然后通过视诊、扣诊、咬合纸、蜡片、牙线等检查,找出早接触或殆干扰的牙和部位再进行调磨。必要时应取研究模型,转移颌位关系到殆架上,做进一步检查分析后再确定调殆方案(详见第九章第二节)。对松动度较大,在咬合时有移位,不能用常规咬合纸印记的办法确定是否存在殆干扰和早接触时,可用手扶患牙唇颊侧,感受咬合时患牙动度和受到撞击的力度大小的方法来判断患牙的咬合情况。

3. 调磨患牙 详见第九章第二节。调殆时,通常先做牙尖交错位时咬合检查和调磨,再做前伸和侧方咬合运动检查和调磨,应注意保持牙尖交错位时的咬合支持点,防止因调殆而破坏颌位稳定性或降低牙尖交错位高度。临床中可按如下步骤进行操作:

（1）首先消除显著不协调的殆障碍点。

1) 磨短伸长的牙:将超出殆平面的伸长牙磨短,使其与殆平面高度一致。严重者需要根管治疗后用全冠恢复牙冠的生理形态。

2) 磨改过高的牙尖和过陡的斜面:恢复牙尖高度和斜度,减小侧向力。

3) 调磨嵌入式牙尖和邻间边缘嵴,防止食物嵌塞:楔状牙尖嵌入对颌牙的殆外展隙,造成食物嵌塞,应将其磨短,磨圆钝。相邻边缘嵴高度不一致时,也可以引起食物嵌塞,可调磨过高的边缘嵴,加高过低的边缘嵴,使其高度协调。

4) 磨改宽平的殆面和磨耗小平面:需调改磨耗形成的扁平外形,恢复牙尖和牙面的弧度,尽量恢复牙窝沟嵴的形态,减小接触面积,恢复食物溢出道。

5) 处理其他扭转、错位、倾斜的患牙,处理畸形牙和多生牙等。

(2) 消除牙尖交错位时的早接触点：当上下颌呈正中关系时，在下颌向上运动做牙尖交错位时所发现的早接触点，即牙尖交错位障碍，此种障碍会导致下颌的非正中滑动，使下颌向前或偏向一侧滑动后，上下颌才能完全闭合。调磨障碍点，使下颌运动恢复正常的牙尖交错位关系，需先进行牙尖交错位的咬合检查，找出早接触点。检查时，将咬合蜡片置于患者上下颌牙列之间，让患者反复进行牙尖交错位的咬合，要求力量适当，在完全咬紧前停下，然后将蜡片取出，咬合蜡片上均匀咬合印记以外的最薄印记或穿破之处，即为早接触点。再用咬合纸进行相同正中关系位置的咬合，在咬合早接触的牙上准确地显示早接触点印痕。

优先选磨上颌前牙的舌侧面，上颌磨牙颊尖的舌斜面和下颌磨牙舌尖的颊斜面，形成尖对卵圆窝的牙尖交错位支持稳定点。再次检查调磨，直到咬合蜡片上咬合接触点均匀变薄或穿破，提示在牙尖交错位时上下颌牙咬合接触均匀一致，检查非正中滑动消失，下颌可无障碍地由正中关系闭合至牙尖交错位。

(3) 前伸𬌗的调𬌗：下颌由牙尖交错位开始，沿着前伸轨迹达到上下颌前牙切缘对应接触的动作，称为前伸𬌗运动，切缘对应的位置称为前伸颌位，要求下颌前牙切缘与上颌前牙舌侧面有均匀接触，上下颌前牙切缘有最大面积的接触，后牙没有接触，需调磨后牙的𬌗干扰和个别牙的早接触。

咬合检查时，先用红色咬合纸（做牙尖交错位和前伸𬌗的咬合检查），再用蓝色咬合纸（做牙尖交错位的咬合检查），在后牙区出现超出蓝色咬合印记范围的红色咬合印记，则为干扰点，优先调磨上颌后牙的远中斜面。在前牙区出现的个别牙先于其他牙接触的早接触点也需要进行调磨，调磨时应尽量选磨上颌前牙，个别下颌前牙过长或唇向移位时，才调磨下颌前牙。

(4) 侧方𬌗的调𬌗：天然牙列的侧方𬌗运动时，要求工作侧的同名牙牙尖有接触，而非工作侧牙齿不应有接触。侧方𬌗调磨时，先调磨工作侧的干扰点，再调磨非工作侧的干扰点。依次先调完一侧运动的工作侧和非工作侧，再调磨另一侧运动。

1) 调磨工作侧干扰点：侧方𬌗通常有尖牙保护𬌗和组牙功能𬌗两种，按尖牙牙周的健康程度和现有𬌗型来决定，应通过调磨使下颌侧方运动的𬌗导处于尖牙或（和）前磨牙区，消除在切牙或磨牙部位的早接触和𬌗干扰。一般调磨上颌牙颊尖的舌斜面和下颌牙舌尖的颊斜面，而不调磨下颌牙颊尖和上颌牙舌尖，以免破坏牙尖交错位的接触关系。

2) 调磨非工作侧的干扰点：天然牙非工作侧出现的殆接触均要消除。非工作侧调磨的位置通常是上颌牙舌尖的颊斜面和下颌牙颊尖的舌斜面，要尽量保存牙尖顶高度来维持牙尖交错位的接触。

（5）在分别调磨牙尖交错位和非牙尖交错位的干扰后，重新检查各个功能运动中的牙齿接触关系，再仔细去除个别干扰点，最后行牙面抛光。

注意事项：

需注意牙周病的患牙往往伴有不同程度的松动度，调磨时采取尽量避免引起患牙震动移位的方法。对松动牙进行磨改时，应用左手手指将松牙固定，以减少磨改时的不适与创伤。

应边调磨边检查咬合，以防出现新的早接触点或殆干扰点，磨改后观察数天进行复查，再次检查咬合以决定是否需要再次调磨。应少量多次进行调磨，以免患者肌疲劳和患牙敏感，对敏感的部位进行脱敏治疗。选磨后应尽量恢复牙齿的弧度，避免出现扁平的外形，调磨结束后，必须用橡皮轮将牙面抛光。

二、暂时性牙周夹板

【概述】

暂时性夹板（provisional splints）是利用结扎的方法或者其他比较简单的器械，将松动牙暂时固定。暂时性夹板的使用时间一般只有几周或几个月，优点是操作简单，价格较低。

【适应证】

1. 固定急性牙周炎症或外伤造成的松动牙。

2. 经牙周系统治疗后牙松动仍较明显且有咀嚼不适等症状的患牙，或在调殆或牙周外科手术前进行固定，以减轻术中外力给患牙带来的创伤。

3. 作为过渡性治疗措施，可观察牙周炎修复治疗的疗效，或等待恒久性治疗前先终止患牙创伤和移位。

【器材选择】

1. 结扎材料　可选择牙线、尼龙线、外科丝线、软细不锈钢丝等作为结扎材料。

2. 粘接材料　可选择双固化的树脂水门汀作为粘接材料，配合釉质粘接系统，包括磷酸酸蚀剂、釉质粘接处理剂及釉质黏合剂等。

3. 其他固定材料　可用纤维条带、复合树脂、自凝树胶等作为辅助固定材料增加夹板强度。

4. 器械选择　同第一章第二节。结扎固定时可选用平钳、持针器或止血钳等手持工具操作结扎丝。

【操作步骤】

1. 结扎固定法

(1) 先用双环结成外科结,固定在尖牙上;

(2) 然后连续结扎 8 字形将其他牙齿连接;

(3) 最后再固定在对侧尖牙上。

注意事项:①适用于前牙;②结扎材料应位于舌面隆突和邻接点之间,避免向龈端或切端方向滑脱;③保持各个牙间原有的牙间隙,不使牙移位;④为了避免结扎丝脱位并加强其固定效果,在结扎后可用自凝塑胶涂抹在结扎丝上,形成联合夹板;⑤结扎法固定效果差,一般 1~2 周就应更换。

2. 粘接固定法

(1) 在牙齿表面先进行彻底清洁;

(2) 在相邻牙的邻面接触区用磷酸酸蚀处理 30 秒,并充分冲洗、吹干;

(3) 在酸蚀过的牙体表面涂布处理剂和釉质黏合剂,并光照;

(4) 使用高强度的双固化树脂水门汀将松牙粘接固定在一起,充分光照。

3. 光固化树脂夹板

(1) 在牙齿表面先进行彻底清洁;

(2) 对需固定的松动牙和邻牙的舌面及邻面,即复合树脂要覆盖粘接部位的釉质采用磷酸酸蚀,冲洗、吹干;

(3) 在酸蚀过的牙体表面涂布处理剂和釉质黏合剂,并光照;

(4) 覆盖 0.5~1mm 厚度的复合树脂,塑形后光固化处理,调磨、抛光。

注意事项:该方法最适用于下颌前牙的固定,夹板应位于下颌前牙邻面和舌隆突上,邻间隙应保持通畅。

4. 尼龙丝加复合树脂夹板

(1) 对牙面进行清洁;

(2) 用尼龙丝从结扎区的一侧牙至另一侧牙逐个打单结或多结;

(3) 再用相同方法返回结扎第二道;

(4) 第三道结扎时,打完单结后将尼龙丝从前两道结扎丝的龈侧相互穿过,再在这两道结扎丝的切端侧做结扎,将这三道尼龙丝结扎在一起,直至另一侧;

(5) 牙间隙宽的两牙之间可结扎 2~3 个结;

（6）按复合树脂操作要求，覆盖尼龙丝线和邻面，塑形后光固化处理；

（7）调磨外形，调𬌗，消除早接触，抛光。

注意事项：树脂固定时牙体未做酸蚀处理的，夹板应在3个月内拆除；牙体经过酸蚀处理的，可保持1年。

5. 纤维带加复合树脂夹板

（1）进行牙面清洁；

（2）对需固定的上颌前牙舌隆突或后牙𬌗面颊舌径中线处预备能放置纤维丝和充填光固化树脂的浅沟，沟宽约1.5mm，深度在釉质内或釉质与牙本质交界处；

（3）对牙体预备沟磷酸酸蚀，冲洗、吹干；

（4）在酸蚀过的牙体表面涂布处理剂和釉质黏合剂，并光照；

（5）将少量光固化树脂置入沟底；

（6）剪一段与固定沟相同长度的纤维丝放置在沟内；

（7）再用光固化树脂允填满预备沟，并覆盖完纤维条带，光照固化；

（8）调磨外形，调𬌗，抛光。

注意事项：①夹板固定后应保持邻间隙通畅；②因该方法需要牙体预备，只适用于选择恒久性固定夹板或套筒冠牙周夹板治疗的病例，在进行牙周病基础治疗阶段，对松动的上颌前牙和后牙行暂时性固定；③固定周期在6个月至1年。

三、恒久性牙周夹板

【概述】

恒久性夹板（permanent splints）利用一种比较坚固的修复体，将多颗松动牙相连而得到夹板固定的效果，可长期使用。

【适应证】

1. 牙周组织破坏吸收严重的中重度牙周病，经牙周基础治疗及暂时性夹板固定治疗，牙周炎症基本消失，病情得到控制，证明疗效良好者，可换用恒久性夹板进行牙周病最终修复治疗的病例。

2. 牙周病伴牙列缺损，经牙周基础治疗后，牙周炎症基本消失，病情得到控制，选择恒久性夹板方式修复缺失牙的同时进行固定松动牙的病例。

【操作步骤】

1. 可摘式恒久性夹板 凡患者可自行摘戴的夹板，均为可摘式夹板，可分为金属支架可摘式牙周夹板和金属支架𬌗垫式牙周夹板。对完整牙列和牙列缺损的牙周病修复治疗病例均可采用。操作步骤同可摘式修复体（具体参见第四章第二节），步骤如下：

(1) 制订修复方案；

(2) 牙体预备；

(3) 取印模；

(4) 模型制备；

(5) 确定𬌗关系；

(6) 夹板制作；

(7) 试戴及术后医嘱；

(8) 随访及调改，每 3 个月、半年复查。

注意事项：

1) 金属支架可摘式牙周夹板和金属支架可摘局部义齿的组成及修复体的制作方法基本相同。

2) 金属支架可摘式牙周夹板应设计有松牙固定、防止食物嵌塞和分散𬌗力的装置，如联合卡环、长臂卡环、连续卡环、间隙钩、切端邻间钩、双翼钩、颊钩、唇弓等。

3) 金属支架可摘式牙周夹板也可用弹性基托材料代替卡环的设计，完成固位和松牙固定的功能。

4) 金属支架可摘式牙周夹板在牙周组织相对健康的基牙或一组牙上放置起主要固位作用的固位体，而在牙周组织破坏的患牙上放置固定松动牙的固位结构。

5) 金属支架可摘式牙周夹板修复体的基托伸展范围和可摘局部义齿基本相同，在龈乳头处的基托组织面要有足够的缓冲。

6) 金属支架可摘式牙周夹板弹性基托龈边缘和连续卡环与牙接触区应位于牙的导线处。

7) 金属支架𬌗垫式牙周夹板修复体组成结构与金属支架可摘式𬌗垫基本相同。

8) 金属支架𬌗垫式牙周夹板修复体与对颌牙有咬合接触，用金属或树脂覆盖牙列的后牙𬌗面和前牙切端，形态同牙体𬌗面与切端，恢复牙尖交错咬合时的垂直距离并分散𬌗力。

9) 金属支架𬌗垫式牙周夹板临床常用于牙列后牙𬌗面和前牙切端磨损伴

牙周组织创伤,且息止骀间隙增大的病例。

2. 固定式恒久性夹板　指经过医师粘接固定于基牙上,患者不能自行摘戴的夹板。固定式恒久性夹板与全冠联冠、固定桥修复体的组成结构基本相同。一般选择全冠或部分冠为固位体,全冠常采用整铸法或焊接法连接在一起形成联冠,并将缺失牙设计成桥体,把松动牙与牙列上的牙周组织相对健康的牙连成整体,以分散骀力。操作步骤同固定联冠或固定桥修复体(具体参见第二章第二节),步骤如下:

(1) 确定修复方案;

(2) 牙体预备;

(3) 取印模;

(4) 模型制备;

(5) 确定骀关系;

(6) 夹板制作;

(7) 试戴及术后医嘱;

(8) 随访及调改,每 3 个月、半年复查。

注意事项:

1) 牙周牙髓联合病变的牙需做根管治疗;

2) 牙周夹板固位体除达到常规要求外,固位体龈边缘应置于牙龈缘之上,采用半冠固位体的冠边缘应在牙冠中 1/3 区域;

3) 固位体骀面牙尖高度降低,增加溢出沟,加大外展隙;

4) 去除轴面过突外形,去除过大倒凹,形成有利于自洁作用的牙冠外形;

5) 桥体龈端接触面小,或形成卫生桥体,前牙桥体采用改良接触式桥体,利于牙周清洁。

3. 套筒冠牙周夹板　套筒冠牙周夹板结合可摘式和固定式恒久性夹板的特点,这种夹板的固定效果类似于固定式夹板,又能摘戴,易于清洁。操作步骤同套筒冠义齿(具体参见第六章第二节),步骤如下:

(1) 确定修复方案;

(2) 暂时性套筒冠牙周夹板制作;

(3) 牙体预备;

(4) 暂时性套筒冠牙周夹板试戴;

(5) 印模制取;

(6) 模型制备;

（7）确定殆关系；

（8）内冠制作；

（9）内冠试戴及粘接，暂时性套筒冠牙周夹板调整；

（10）终印模制取，模型制备，颌位关系确定；

（11）套筒冠牙周夹板制作；

（12）套筒冠牙周夹板试戴；

（13）随访及调改，每 3 个月、半年复查。

4. 粘接翼板式夹板 类似于粘接桥，用于前牙区的牙周夹板。通过树脂水门汀将连续的多个翼板粘接固定于被固定牙的舌侧，从而将患牙连接固定在一起。此类夹板牙齿磨除量少，美观性好，操作较简单，随着粘接技术的提高，已成为一种半恒久式的夹板固定方法。操作步骤同粘接桥。

（陈晨峰　高 宁）

第九章

咬合病与颞下颌关节紊乱病的修复治疗

第一节　咬合病修复治疗的诊疗常规

【概述】

　　咬合病是因牙或牙列咬合形态或功能异常导致口颌系统结构和功能紊乱的一类疾病的总称。该病临床表现多样,可以出现个别牙牙颈部敏感、楔缺、隐裂、牙周破坏、松动、牙列重度磨损、咀嚼肌和颞下颌关节疲劳或疼痛、关节弹响、张口受限、头痛、耳痛、颈部僵硬等。咬合病的病因复杂,先天和后天性因素均可以导致该病发生。

【修复方案决策】

　　治疗咬合病需纠正异常的咬合功能,使其与整个口颌系统的功能相协调。根据不同的病因和病理生理状况,可以采取充填(必要时联合牙周治疗)、修复、调𬌗、戴用咬合板(𬌗垫式义齿)、正畸(可联合正颌手术)和咬合重建等手段来达到临床的治疗目的(图9-1-1)。

第二节　咬合病修复治疗的操作常规

【常规检查和诊断】

　　1. 病史采集　主要包括口颌系统病史、口颌系统治疗史、不良咬合习惯和副功能运动等。

　　2. 口腔检查

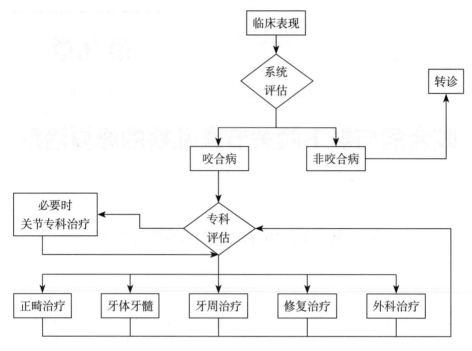

图 9-1-1   咬合病修复治疗方案决策树

（1）一般检查：充填体、修复体、牙体缺损、牙列缺损、牙周卫生条件，有无松动牙及其松动度，颊舌黏膜。

（2）磨牙关系和尖牙关系。

（3）覆𬌗、覆盖：检查患者覆𬌗、覆盖是否正常，有无深覆𬌗、深覆盖，反𬌗、对刃𬌗和开𬌗。

（4）牙尖交错咬合接触点检查。

（5）早接触检查：肌肉去极化后，患者从轻咬（第一颗牙接触）到重咬（最大咬合接触）时上下颌牙列发生了相对滑动，则表示有早接触存在。

（6）咬合干扰检查：功能运动时后牙接触，为咬合干扰。

（7）磨损：检查患者天然牙是否有磨损，磨损程度以及磨损的区域。

【操作步骤】

1. 调𬌗

（1）适应证

1）凡没有明确原因而出现的颞下颌关节弹响、颌面部疼痛、张口功能异常等颞下颌关节紊乱病症状者，通过调𬌗可以改善局部咬合受力环境者，可以进行相应调𬌗治疗。对口颌系统造成明显的病理改变或者损伤的𬌗因素包括深覆𬌗、开𬌗、反𬌗、锁𬌗等错𬌗,如通过调𬌗不能达到局部咬合关系的明显改善,则不适于调𬌗治疗。

2) 缺牙后久未修复造成的邻牙倾斜,对颌牙伸长的部位;由不均匀磨损导致食物嵌塞或影响修复治疗的撞击尖与楔形牙尖,不均匀的磨耗小面;存在锁结效应,影响下颌向前或者向侧方运动的个别牙尖和斜面;创伤𬌗。

3) 修复和正畸治疗中,为保持𬌗关系的稳定,维持𬌗与口颌系统其他部分的协调性,对个别牙的早接触和存在的𬌗干扰进行调𬌗。

4) 对因年龄因素不适于做正畸治疗的个别牙反𬌗、锁𬌗,以及覆𬌗、覆盖关系较差的部分可进行姑息调𬌗治疗以消除不良的咬合接触。

(2) 注意事项:调𬌗虽无绝对禁忌证,但是临床操作时应该注意:

1) 通过调𬌗不能达到局部咬合关系的明显改善,则不适于调𬌗。

2) 𬌗形态的异常在人群中普遍存在,对某一个体的𬌗型而言,如果不存在对口颌系统的组织产生病理性损害的成分,并非所有的𬌗形态异常都需要调改,原则上不主张预防性调𬌗。

(3) 操作常规

1) 明确诊断。

2) 明确咬合因素是导致口颌系统疾病的病因。

3) 明确治疗计划,并预估牙体组织磨除量。

4) 参照诊断和治疗计划,在患者口内进行精细调磨,抛光。

2. 咬合重建

(1) 适应证

1) 牙列中到重度磨损。

2) 牙列缺损,稳定咬合关系丧失。

3) 牙尖交错位与正中关系差别大,不能用调𬌗解决。

(2) 禁忌证:未控制的颞下颌关节疾病。

(3) 注意事项:当磨损病因不明确时,或口颌系统功能明显紊乱时,进行咬合重建治疗容易失败。

(4) 操作常规:牙列重度磨损的咬合重建修复不仅仅要恢复缺损的牙体组织,还要恢复整个口颌系统的健康与和谐功能。在对重度牙列磨损患者进行咬合重建时,首先需要收集充足的临床信息,分析判断造成患者牙列重度磨损的病因,并根据病因制订治疗计划,再通过可逆性的修复治疗验证治疗计划的正确性,最终在诊断蜡型的指导下进行最终修复,最后进行长期随访观察。

1) 收集临床信息:包括病史采集,面像,口内牙尖交错位和功能运动照,术前咬合记录照,全口牙位 X 线曲面体层片,双侧颞下颌关节 CT(必要时需行磁共振检查),下颌运动轨迹描记,咀嚼肌电活力测试。转移咬合关系上𬌗架分析。

2) 评估口颌系统健康状态;分析可能的病因和危险因素。

3) 制订治疗计划。

4) 根据计划进行诊断性治疗。

5) 确定计划正确后制作诊断蜡型或临时修复体。

6) 在诊断蜡型或临时修复体的指导下,完成咬合重建修复。

7) 定期随访。

第三节　颞下颌关节紊乱病修复治疗的诊疗常规

【概述】

颞下颌关节紊乱病(temporomandibular disorders,TMD)是一类病因尚未完全清楚而又有相同或相似临床症状的一组疾病的总称。一般表现为颞下颌关节区及(或)咀嚼肌疼痛,关节杂音,下颌运动异常和功能障碍等症状。颞下颌关节紊乱病多数为功能紊乱性质,也可出现器质性破坏,多有自限性。

该疾病属多因素致病,口腔不良习惯常可导致该疾病加重。针对不同的可能病因,临床干预手段多样。

【修复方案决策】

TMD 患者接受修复治疗时其失败风险较颞下颌关节健康的患者高。对 TMD 患者进行修复治疗之前,需首先进行颞下颌关节紊乱疾病的评估和治疗,待关节结构破坏得到改善,临床症状控制后,再进行修复治疗(图9-3-1)。

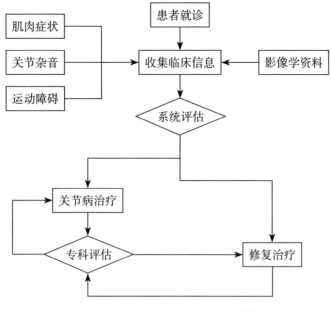

图 9-3-1　TMD 修复治疗方案决策树

第四节　颞下颌关节紊乱病修复治疗的操作常规

1. 颞下颌关节紊乱病的检查

（1）病史记录：包括一般情况、主诉、现病史、危险因素、既往史。

（2）临床检查（参照 2013 版 DC-TMD）：主要包括视诊、触诊、关节音检查和下颌运动度检查。

（3）影像学检查：可选择颞下颌关节侧斜位片，颞下颌关节锥形束 CT（CBCT）或磁共振检查。

（4）行为心理评价：心理因素在 TMD 的发生和发展中发挥着重要作用，临床检查除了需要了解患者的躯体症状外，还需要对患者进行初步的心理和行为评估。

当心理行为因素明显影响患者临床表现时，需转诊进行心理干预，之后再重新评估病情进展，调整治疗计划。

（5）辅助性临床检查：辅助性的临床检查可以为 TMD 的诊断和治疗方案提供更加完善的临床依据，便于更全面地掌握患者的具体情况，主要包括：①模型分析；②肌电测试；③关节音记录仪；④下颌运动轨迹描记。

2. 颞下颌关节疾病的修复治疗 对 TMD 患者进行修复治疗的时机把握很重要，一般应先治疗其颞下颌关节疾病，在其关节症状消除后才能对其进行修复治疗。

（刘 洋 李晓菁）

第十章

食 物 嵌 塞

第一节 食物嵌塞的诊疗常规

【概述】

食物嵌塞(food impaction)是指在咀嚼过程中,由于咬合压力的作用或牙龈退缩导致食物碎块或食物纤维楔入或滞留于相邻牙的牙间隙内的现象,其发病率高,病因复杂。按照食物进入牙间隙的方向,通常将其分为垂直型、水平型和混合型食物嵌塞。

【常规检查和诊断】

1. 病史采集　常规病史采集,特别需要注意是否有明显诱因(如拔牙术后或修复治疗后)导致食物嵌塞的发生。

2. 口腔一般情况　特别要注意嵌塞局部的邻接接触状态和龈乳头的充盈程度。

3. 咬合关系　特别需要注意嵌塞局部的对颌牙有无明显充填式牙尖。

4. 影像学检查

【常用修复体】

由于发生食物嵌塞的病因复杂,医师应根据不同病因选择恰当的治疗手段。总的来说,医师应该在确保疗效的基础上,尽量选择无创和微创的治疗手段,只有当相关手段无法达到满意的治疗目的,在最后才考虑有创的治疗方式(表10-1-1)。

表 10-1-1　治疗食物嵌塞常用修复方法

无创	微创	有创
正畸,圈形触点粘接,树脂片粘接法,夹板固定,义龈,活动防嵌器,联合卡环	调𬌗,充填治疗,嵌体	拔牙,冠修复,联冠,牙周手术

【修复方案决策】

食物嵌塞修复方案决策树（图 10-1-1）。

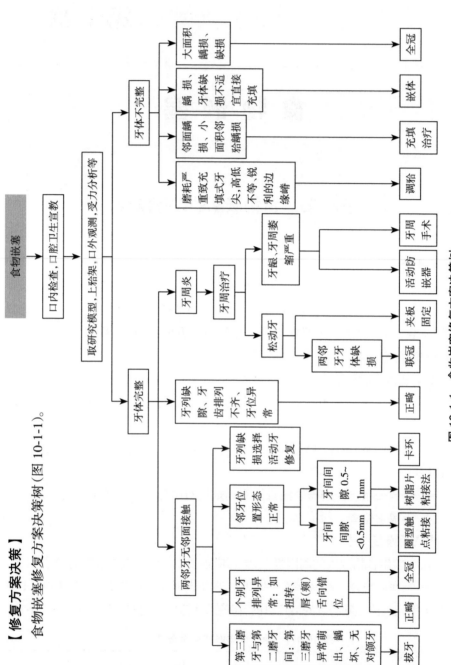

图 10-1-1 食物嵌塞修复方案决策树

第二节 食物嵌塞的操作常规

一、调𬌗

【概述】

调𬌗治疗是指用砂石轮等磨改牙齿外形以消除创伤性𬌗的方法,包括修整边缘嵴、重建溢出沟、扩大外展隙、修整牙尖外形、调改接触区等,是治疗垂直型食物嵌塞的主要手段。

【适应证】

1. 邻面接触关系正常而𬌗面轻度磨耗或溢出沟已磨平者。

2. 邻面接触关系正常而边缘嵴磨平或高度不一致者。

3. 邻面接触关系正常而外展隙变窄或有充填式牙尖存在。

4. 运动型食物嵌塞患者。

5. 智齿位置或形态异常但不愿接受拔牙治疗者。

【禁忌证】

1. 乳牙及年轻恒牙髓角高易露髓者。

2. 磨耗过重造成牙本质暴露者。

3. 颞下颌关节紊乱病患者。

4. 邻牙间无邻面接触关系者。

5. 有牙本质敏感、隐裂牙等疾病者。

6. 有错𬌗畸形、咬合紊乱者。

7. 不能接受或不愿磨牙者。

8. 依从性较差,不能按时复诊者。

【器材选择】

1. 器械选择　高速涡轮机、低速直机、金刚砂车针(柱状、火焰状等)、轮状石。

2. 材料选择

(1) 咬合纸(红、蓝):确定咬合印记。

(2) 藻酸盐印模材料、超硬石膏:取研究模型。

(3) 𬌗架:转移咬合关系。

【操作步骤】

1. 口腔检查 利用口镜、镊子、探针、牙线、咬合纸、塞尺等,对患者进行口腔检查,重点关注嵌塞部位的牙体情况,邻接触关系,对颌牙有无充填式牙尖,咬合关系是否广泛接触,有无早接触点等。

2. 取模型研究分析 藻酸盐印模材料取模,灌超硬石膏模型,记录咬合关系,转移咬合关系,上𬌗架,预约患者复诊。

3. 咬合受力分析 在𬌗架上模拟口内运动时的咬合情况,进行受力分析,依据咬合纸的咬合印记,找出导致食物嵌塞的原因(如充填式牙尖、咬合力等因素),用红蓝铅笔标记出需要调磨的部位。

4. 调𬌗磨改 复诊时,根据石膏模型上的标注区,在患者口内进行调磨,注意少量多次。

5. 追踪随访 调𬌗后,需进行追踪随访以确定疗效,必要时预约患者再次复诊,确定进一步的治疗方案。

【修复后可能出现的问题及处理】

1. 调𬌗后有敏感症状可结合脱敏治疗。

2. 若刺激导致牙髓炎症应行根管治疗后冠修复。

3. 症状未缓解或加重,应及时复诊修改治疗方案。

注意事项:调磨时注意不能破坏边缘嵴形态;调磨完成后,应抛光,以避免患者有不适感;按时复诊,检查疗效。

二、充填

【概述】

两牙邻接区不紧密时,食物易进入邻面而造成食物嵌塞,可用充填术、圈形触点粘接法或树脂片粘接来改善食物嵌塞。

(一) 充填术

【适应证】

1. 邻𬌗面有龋洞。

2. 邻𬌗面原有充填物破损、触点恢复不良、有悬突。

【禁忌证】

1. 嵌塞牙间隙的一侧牙有松动。

2. 龋损延伸到根面者。

3. 对树脂材料过敏者。

【器械选择】

同Ⅱ类洞充填。

【操作步骤】

详见Ⅱ类洞充填操作步骤。

(二)圈形触点粘接

【适应证】

1. 牙间隙宽度 <0.5mm 的垂直型食物嵌塞。

2. 牙间隙两侧均为健康天然牙,触点形态或位置不良。

【禁忌证】

1. 邻面有龋,或患龋风险大。

2. 牙间隙一侧牙已行冠修复、邻面有充填物。

3. 牙间隙一侧牙有Ⅱ度以上松动。

4. 牙间隙宽度 >0.5mm。

5. 对树脂材料过敏者。

【器材选择】

1. 器械 涡轮机、金刚砂抛光车针、光固化灯、邻面抛光砂条、血管钳或持针器。

2. 材料 釉质酸蚀剂、粘接剂、流体树脂、引导线。

【操作步骤】

1. 清洁牙面,用抛光砂条打磨抛光两牙邻面。

2. 根据牙间隙宽度选择相应直径的成形引导线,从龈乳头上方穿过,用血管钳或持针器将引导线两端夹持后悬吊于口外。

3. 在牙间隙殆方涂布酸蚀剂,轻轻吹入牙间隙中,酸蚀 40 秒,彻底冲洗,吹干。

4. 棉卷隔湿,涂布粘接剂,轻吹,光固化 10 秒。

5. 将流体树脂均匀注入牙间隙中,避免产生气泡,轻吹,光固化 40 秒。

6. 固化后去除成形引导线,检查咬合,调磨殆面及外展隙的多余树脂材料,抛光。

【修复后可能出现的问题及处理】

1. 邻面树脂脱落、断裂。可重新抛光、粘接。

2. 混合型食物嵌塞患者粘接触点后仍然无法避免水平型食物嵌塞。嘱患者使用牙间刷或冲牙器,做好口腔清洁保健。

注意事项:操作需严格隔湿;咬合面多余的树脂必须完全去除,避免形成
验干扰。

(三) 树脂片粘接

【适应证】

1. 牙间隙宽度为 0.5~1mm 的垂直型食物嵌塞。

2. 牙间隙两侧均为健康天然牙。

【禁忌证】

1. 邻面有龋,或患龋风险大。

2. 牙间隙一侧牙已行冠修复、邻面有充填物。

3. 牙间隙一侧牙有Ⅱ度以上松动。

4. 对树脂材料过敏者。

【器材选择】

1. 器械 涡轮机、金刚砂抛光车针、光固化灯、玻璃板。

2. 材料 釉质酸蚀剂、粘接剂、流体树脂、膏状树脂。

【操作步骤】

1. 在玻璃板上将膏状树脂堆塑成小水滴形薄片,光固化 40 秒。

2. 在患者口内试戴,调磨至恰好能有摩擦力地进入牙间隙。

3. 清洁牙面,棉卷隔湿,在牙间隙龈乳头上放置楔子。

4. 酸蚀牙齿邻面 40 秒,彻底冲洗吹干,更换棉卷。

5. 涂布粘接剂,轻轻吹匀,光固化 10 秒。

6. 在牙间隙均匀注入流体树脂,避免产生气泡,将树脂片就位,光固化 40 秒。

7. 固化后去除楔子,检查咬合,调磨验面及外展隙的多余树脂材料,抛光。

【修复后可能出现的问题及处理】

树脂片脱落、断裂:根据患者实际情况选择重新制作、粘接树脂片,或其他治疗方式,如嵌体、防嵌器等。

注意事项:同圈形触点粘接。

三、修复

【概述】

嵌体是一种嵌入牙体内部,用以恢复缺损牙体形态和功能的修复体。其中部分嵌入牙冠内,部分高于牙面的修复体称为高嵌体。

（一）嵌体

【适应证】

1. 牙冠近远中边缘嵴部分缺损且剩余牙体组织能为嵌体提供固位形、抗力形。

2. 一般来说,可用充填体修复的牙体缺损均为嵌体的适应证。

【器材选择】

同邻𬌗面嵌体的预备器材选择。

【操作常规】

牙体预备要求同邻𬌗面嵌体的预备。

注意事项:食物嵌塞患者制备的嵌体一般为邻𬌗面嵌体,制成的嵌体与邻牙接触应较紧密,松紧程度可参考对颌牙,触点尽量恢复为接触面,增加接触面积,能更好地解决食物嵌塞。

（二）高嵌体

【适应证】

1. 当边缘嵴缺损范围大,剩余牙壁有折断可能时可设计高嵌体。

2. 根管治疗后牙体组织抗折性能较差,可选择高嵌体修复。

【操作常规】

同前述高嵌体的预备

注意事项:同嵌体。

（三）固定单冠

【适应证】

1. 种植后食物嵌塞,可通过更换烤瓷冠或全瓷冠进行处理。

2. 余同第一章相关内容。

【禁忌证】

同第一章相关内容。

【规范操作】

同第一章相关内容。

（四）固定联冠

【适应证】

1. 种植牙近中为固定义齿修复体。

2. 种植后多次更换牙冠。

3. 在固定单冠戴牙后,无法获得满意治疗效果。

4. 食物嵌塞区域前后为根管治疗后的死髓牙。

5. 黑三角较小,并符合上述其中一点。

【禁忌证】

同固定单冠。

【规范操作】

同第二章第二节相关内容。

【修复后可能出现的问题及处理】

同前述固定义齿修复后可能出现的问题及处理。

注意事项:因种植牙后,余天然牙会向近中移动,故种植牙戴牙时可将触点恢复较对侧紧密,使牙线通过触点时有较大阻力,同嵌体。

(五)防嵌器

【适应证】

1. 牙龈严重退缩,无法用其他方法获得满意效果。

2. 水平嵌塞明显,基牙无明显松动,且在基牙上有足够的倒凹。

3. 口内有其余缺失牙者,可在其可摘局部义齿上增加防嵌器。

【禁忌证】

同活动义齿修复。

【操作常规】

在制作防嵌器时,可对基牙过大倒凹处进行修整,设置卡环要求及模型制备要求同可摘局部义齿。

【修复后可能出现的问题及处理】

因防嵌器修复后,效果有限,故需在修复前与患者进行充分交流,可能出现问题及处理方法同前述活动义齿修复。

注意事项:同可摘义齿修复。

四、殆重建

【概述】

殆重建是指用修复方法对牙列的咬合状态进行改造和重新建立,包括全牙弓(殆面)的再造,颌位的改正,恢复合适的垂直距离,重新建立正常的殆关系,使之与颞下颌关节及咀嚼肌的功能协调一致,从而消除因殆异常而引起的口颌系统紊乱,使口颌系统恢复正常的生理功能。详见第九章"第四节 咬合病修复治疗的操作常规"中咬合重建的部分。

【适应证】

1. 因夜磨牙、不良口腔习惯等导致牙列重度磨损,边缘嵴丧失,殆面窝沟消失、溢出道丧失、接触点丧失等,口内多处食物嵌塞者。

2. 由于牙齿缺失导致邻牙倾斜、对颌牙伸长等,殆曲线发生异常,影响咀嚼功能,无法用简单的可摘局部义齿修复,殆曲线异常处食物嵌塞者。

3. 对于食物嵌塞伴颞下颌关节紊乱病或其他咬合病的患者,建议按照咬合病的诊疗流程操作。

（郝　亮　罗　云）

参考文献

1. 巢永烈,陈吉华,朱智敏.口腔修复学.北京:人民卫生出版社,2011.

2. 巢永烈.口腔修复学.第2版.北京:人民卫生出版社,2015.

3. 赵铱民,陈吉华.口腔修复学.第7版.北京:人民卫生出版社,2012.

4. 赵云凤.现代固定修复学.北京:人民军医出版社,2007.

5. 于海洋.口腔固定修复工艺学.北京:人民卫生出版社,2006.

6. 徐军.口腔固定修复的临床设计.北京:人民卫生出版社,2006.

7. 于海洋.美学修复的临床分析设计与实施(第一册).北京:人民卫生出版社,2014.

8. 冯海兰,徐军.口腔修复学.第2版.北京:北京大学医学出版社,2012.

9. Shaama F A, Stoute V A. Mapping of tooth loss profiles and variety of removable partial denture designs fitted to patients in a University dental school clinic in Trinidad. Journal of Medical & Dental Sciences, 2014, 3(1):285-295.

10. Koivumaa K K. On the Properties of Flexible Dentures. Acta Odontologica Scandinavica, 1958, 16(2):159-175.

11. 徐普.可摘局部义齿和全口义齿修复设计原理与应用.北京:北京医科大学出版社, 2000.

12. Alan B. Carr, Glen P. McGivney, David T. Brown. McCracken's Removable Partial Prosthodontics. 11th ed. St. Louis: Mosby Inc., 2004.

13. 于海洋.口腔活动修复工艺学.北京:人民卫生出版社,2014.

14. 徐军.总义齿与可摘局部义齿的设计.北京:中国大百科全书出版社,2005.

15. 张富强.可摘局部义齿修复学.上海:上海世界图书出版公司,2009.

16. Bohnenkamp D M. Removable partial dentures: clinical concepts. Dental Clinics of North America, 2014, 58(1):69-89.

17. Hill E E, Rubel B, Smith J B. Flexible removable partial dentures: a basic overview. General Dentistry, 2014, 62(2):32.

18. Benso B, Kovalik A C, Jorge J H, et al. Failures in the rehabilitation treatment with removable partial dentures. Acta Odontologica Scandinavica, 2013, 71(6):1351.

19. 马轩祥.口腔修复学.沈阳:辽宁科学技术出版社,1999.

20. 于占海,刘斌,周益民.口腔修复学理论与实践.北京:军事医学科学出版社,2004.

21. Iwao Hayakawa.全口义齿原理与实践.张玉梅,程静涛,译.北京:人民军医出版社, 2005.

22. 佐藤幸司,石川功和,生田龙平.初学者的总义齿制作方法.包扬,译.辽宁:辽宁科学技术出版社,2009.

23. O.Rahn,John R.Ivanhoe,Kevin D.Plummer.全口义齿教科书.冯海兰,译.第6版.北京:人民卫生出版社,2011.

24 巢永烈.口腔修复学.北京:人民卫生出版社,2011.

25. 吴国锋,张玉梅.全口义齿临床修复规范.北京:人民军医出版社,2012.

26. 阿部二郎,小久保京子,佐藤幸司.下颌吸附性义齿和BPS临床指南.骆小平,译.北京:人民军医出版社,2014.

27. 赵铱民.颌面赝复学——颌骨及腭部缺损的修复.西安:世界图书出版公司,2004.

28. 张富强.附着体义齿.上海:上海科学技术文献出版社,2005.

29. 姚江武.管内冠外精密附着体.北京:人民卫生出版社,2001.

30. 杨亚东,佟岱.磁性附着体覆盖义齿的临床术式.北京:人民军医出版社,2007.

31. 易新竹.殆学.第3版.北京:人民卫生出版社,2012.

32. Schiffman E,Ohrbach R,Truelove E,et al. Diagnostic criteria for temporomandibular disorders (DC/TMD)for clinical and research applications:recommendations of the International RDC/TMD Consortium Network and Orofacial Pain Special Interest Group. Journal of oral & facial pain and adac,2014,28(1):6.

33. 刘洋.咬合功能分析-临床使用技术图解.江苏:凤凰科学技术出版社,2016.